ALFRED DE MUSSET

CONTES

CROISILLES
PIERRE ET CAMILLE
LE SECRET DE JAVOTTE
LA MOUCHE
HISTOIRE D'UN MERLE BLANC
MIMI PINSON

PARIS

BIBLIOTHÈQUE-CHARPENTIER

G. CHARPENTIER ET E. FASQUELLE, ÉDITEURS

11, RUE DE GRENELLE, 11

CONTES

G. CHARPENTIER ET E. FASQUELLE, ÉDITEURS

11, RUE DE GRENELLE, PARIS

ŒUVRES COMPLÈTES D'ALFRED DE MUSSET

PUBLIÉES DANS LA BIBLIOTHÈQUE-CHARPENTIER

Et qui se vendent séparément

3 fr. 50 centimes le volume.

Paris. — Typographie Gaston Née, 1, rue Cassette. — 5895.

ALFRED DE MUSSET

CONTES

PARIS
BIBLIOTHÈQUE-CHARPENTIER
G. CHARPENTIER ET E. FASQUELLE, ÉDITEURS
11, RUE DE GRENELLE, 11

—

1892

CONTES

CROISILLES

Au commencement du règne de Louis XV, un jeune homme nommé Croisilles, fils d'un orfèvre, revenait de Paris au Havre, sa ville natale. Il avait été chargé par son père d'une affaire de commerce, et cette affaire s'était terminée à son gré. La joie d'apporter une bonne nouvelle le faisait marcher plus gaîment et plus lestement que de coutume; car, bien qu'il eût dans ses poches une somme d'argent assez considérable, il voyageait à pied pour son plaisir. C'était un garçon de bonne humeur, et qui ne manquait pas d'esprit, mais tellement distrait et étourdi, qu'on le regardait comme un peu fou. Son gilet boutonné de travers, sa perruque au vent, son chapeau sous le bras, il suivait les rives de la Seine, tantôt rêvant, tantôt chantant, levé dès le

matin, soupant au cabaret et charmé de traverser
ainsi l'une des plus belles contrées de la France.
Tout en dévastant, au passage, les pommiers de la
Normandie, il cherchait des rimes dans sa tête
(car tout étourdi est un peu poète), et il essayait
de faire un madrigal pour une belle demoiselle de
son pays : ce n'était pas moins que la fille d'un
fermier général, mademoiselle Godeau, la perle
du Havre, riche héritière fort courtisée. Croisilles n'était point reçu chez M. Godeau autrement
que par hasard, c'est-à-dire qu'il y avait porté
quelquefois des bijoux achetés chez son père. M.
Godeau, dont le nom, tant soit peu commun, soutenait mal une immense fortune, se vengeait par sa
morgue du tort de sa naissance, et se montrait, en
toute occasion, énormément et impitoyablement
riche. Il n'était donc pas homme à laisser entrer dans
son salon le fils d'un orfèvre ; mais, comme mademoiselle Godeau avait les plus beaux yeux du
monde, que Croisilles n'était pas mal tourné, et
que rien n'empêche un joli garçon de devenir
amoureux d'une belle fille, Croisilles adorait mademoiselle Godeau, qui n'en paraissait pas fâchée. Il
pensait donc à elle tout en regagnant le Havre, et,
comme il n'avait jamais réfléchi à rien, au lieu de
songer aux obstacles invincibles qui le séparaient de
sa bien-aimée, il ne s'occupait que de trouver une
rime au nom de baptême qu'elle portait. Mademoiselle Godeau s'appelait Julie, et la rime était
aisée à trouver. Croisilles, arrivé à Honfleur, s'em-

barqua le cœur satisfait, son argent et son madrigal en poche, et, dès qu'il eut touché le rivage,
il courut à la maison paternelle.

Il trouva la boutique fermée ; il y frappa à plusieurs reprises, non sans étonnement ni sans crainte,
car ce n'était point un jour de fête ; personne ne
venait. Il appela son père, mais en vain. Il entra
chez un voisin pour demander ce qui était arrivé ;
au lieu de lui répondre, le voisin détourna la tête,
comme ne voulant pas le reconnaître. Croisilles
répéta ses questions ; il apprit que son père, depuis
longtemps gêné dans ses affaires, venait de faire
faillite, et s'était enfui en Amérique, abandonnant
à ses créanciers tout ce qu'il possédait.

Avant de sentir tout son malheur, Croisilles fut
d'abord frappé de l'idée qu'il ne reverrait peut-être
jamais son père. Il lui paraissait impossible de se
trouver ainsi abandonné tout à coup ; il voulut à
toute force entrer dans la boutique, mais on lui fit
entendre que les scellés étaient mis ; il s'assit sur
une borne, et, se livrant à sa douleur, il se mit à
pleurer à chaudes larmes, sourd aux consolations
de ceux qui l'entouraient, ne pouvant cesser d'appeler son père, quoiqu'il le sût déjà bien loin ; enfin
il se leva, honteux de voir la foule s'attrouper autour de lui, et, dans le plus profond désespoir, il
se dirigea vers le port.

Arrivé sur la jetée, il marcha devant lui comme
un homme égaré qui ne sait où il va ni que devenir.
Il se voyait perdu sans ressources, n'ayant plus

d'asile, aucun moyen de salut, et, bien entendu,
plus d'amis. Seul, errant au bord de la mer, il fut
tenté de mourir en s'y précipitant. Au moment où,
cédant à cette pensée, il s'avançait vers un rempart
élevé, un vieux domestique, nommé Jean, qui servait sa famille depuis nombre d'années, s'approcha
de lui.

— Ah! mon pauvre Jean! s'écria-t-il, tu sais ce
qui s'est passé depuis mon départ. Est-il possible
que mon père nous quitte sans avertissement, sans
adieu?

— Il est parti, répondit Jean, mais non pas sans
vous dire adieu.

En même temps il tira de sa poche une lettre
qu'il donna à son jeune maître. Croisilles reconnut
l'écriture de son père, et, avant d'ouvrir la lettre,
il la baisa avec transport; mais elle ne renfermait
que quelques mots. Au lieu de sentir sa peine
adoucie, le jeune homme la trouva confirmée.
Honnête jusque-là et connu pour tel, ruiné par un
malheur imprévu (la banqueroute d'un associé), le
vieil orfèvre n'avait laissé à son fils que quelques
paroles banales de consolation, et nul espoir, sinon
cet espoir vague, sans but ni raison, le dernier bien,
dit-on, qui se perde.

— Jean, mon ami, tu m'as bercé, dit Croisilles
après avoir lu la lettre, et tu es certainement aujour-
d'hui le seul être qui puisse m'aimer un peu; c'est
une chose qui m'est bien douce, mais qui est fâcheuse pour toi; car, aussi vrai que mon père s'est

embarqué là, je vais me jeter dans cette mer qui le
porte, non pas devant toi ni tout de suite, mais un
jour ou l'autre, car je suis perdu.

— Que voulez-vous y faire? répliqua Jean,
n'ayant point l'air d'avoir entendu, mais retenant
Croisilles par le pan de son habit; que voulez-vous
y faire, mon cher maître? Votre père a été trompé,
il attendait de l'argent qui n'est pas venu, et ce
n'était pas peu de chose. Pouvait-il rester ici? Je
l'ai vu, monsieur, gagner sa fortune depuis trente
ans que je le sers; je l'ai vu travailler, faire son
commerce, les écus arriver un à un chez vous.
C'est un honnête homme, et habile; on a cruellement abusé de lui. Ces jours derniers, j'étais encore là, et comme les écus étaient arrivés, je les ai
vus partir du logis. Votre père a payé tout ce qu'il a
pu pendant une journée entière; et, lorsque son
secrétaire a été vide, il n'a pu s'empêcher de me dire,
en me montrant un tiroir où il ne restait que six
francs : « Il y avait ici cent mille francs ce matin ! »
Ce n'est pas là une banqueroute, monsieur, ce n'est
pas là une chose qui déshonore!

— Je ne doute pas plus de la probité de mon père,
répondit Croisilles, que de son malheur. Je ne doute
pas non plus de son affection ; mais j'aurais voulu
t'embrasser, car que veux-tu que je devienne? Je ne
suis point fait à la misère, je n'ai pas l'esprit nécessaire pour recommencer ma fortune. Et quand je
l'aurais, mon père est parti. S'il a mis trente ans à
s'enrichir, combien m'en faudra-t-il pour réparer

1.

ce coup? Bien davantage. Et vivra-t-il alors? non
sans doute ; il mourra là-bas, et je ne puis pas même
l'y aller trouver ; je ne puis le rejoindre qu'en mourant aussi.

Tout désolé qu'était Croisilles, il avait beaucoup
de religion. Quoique son désespoir lui fît désirer la
mort, il hésitait à se la donner. Dès les premiers
mots de cet entretien, il s'était appuyé sur le bras
de Jean, et tous deux retournaient vers la ville.
Lorsqu'ils furent entrés dans les rues, et lorsque la
mer ne fut plus si proche :

— Mais, monsieur, dit encore Jean, il me semble
qu'un homme de bien a le droit de vivre, et qu'un
malheur ne prouve rien. Puisque votre père ne s'est
pas tué, Dieu merci, comment pouvez-vous songer
à mourir? Puisqu'il n'y a point de déshonneur, et
toute la ville le sait, que penserait-on de vous? Que
vous n'avez pu supporter la pauvreté. Ce ne serait
ni brave, ni chrétien ; car, au fond, qu'est-ce qui
vous effraye? Il y a des gens qui naissent pauvres,
et qui n'ont jamais eu ni père ni mère. Je sais bien
que tout le monde ne se ressemble pas, mais enfin
il n'y a rien d'impossible à Dieu. Qu'est-ce que vous
feriez en pareil cas? Votre père n'était pas né riche,
tant s'en faut, sans vous offenser, et c'est peut-être
ce qui le console. Si vous aviez été ici depuis un
mois, cela vous aurait donné du courage. Oui, monsieur, on peut se ruiner, personne n'est à l'abri
d'une banqueroute ; mais votre père, j'ose le dire,
a été un homme, quoiqu'il soit parti un peu vite.

Mais que voulez-vous? on ne trouve pas tous les
jours un bâtiment pour l'Amérique. Je l'ai accompagné jusque sur le port, et si vous aviez vu sa
tristesse! comme il m'a recommandé d'avoir soin de
vous, de lui donner de vos nouvelles!... Monsieur,
c'est une vilaine idée que vous avez de jeter le
manche après la cognée. Chacun a son temps d'é-
preuve ici-bas, et j'ai été soldat avant d'être domestique. J'ai rudement souffert, mais j'étais jeune;
j'avais votre âge, monsieur, à cette époque-là, et
il me semblait que la Providence ne peut pas dire
son dernier mot à un homme de vingt-cinq ans.
Pourquoi voulez-vous empêcher le bon Dieu de
réparer le mal qu'il vous fait? Laissez-lui le temps,
et tout s'arrangera. S'il m'était permis de vous
conseiller, vous attendriez seulement deux ou trois
ans, et je gagerais que vous vous en trouveriez bien.
Il y a toujours moyen de s'en aller de ce monde.
Pourquoi voulez-vous profiter d'un mauvais moment?

Pendant que Jean s'évertuait à persuader son
maître, celui-ci marchait en silence, et, comme
font souvent ceux qui souffrent, il regardait de côté
et d'autre, comme pour chercher quelque chose
qui pût le rattacher à la vie. Le hasard fit que, sur
ces entrefaites, mademoiselle Godeau, la fille du
fermier général, vint à passer avec sa gouvernante.
L'hôtel qu'elle habitait n'était pas éloigné de là;
Croisilles la vit entrer chez elle. Cette rencontre
produisit sur lui plus d'effet que tous les raisonne-

ments du monde. J'ai dit qu'il était un peu fou, et qu'il cédait presque toujours à un premier mouve ment. Sans hésiter plus longtemps et sans s'expliquer, il quitta le bras de son vieux domestique, et alla frapper à la porte de M. Godeau.

II

Quand on se représente aujourd'hui ce qu'on appelait jadis un financier, on imagine un ventre énorme, de courtes jambes, une immense perruque, une large face à triple menton, et ce n'est pas sans raison qu'on s'est habitué à se figurer ainsi ce personnage. Tout le monde sait à quels abus ont donné lieu les fermes royales, et il semble qu'il y ait une loi de nature qui rende plus gras que le reste des hommes ceux qui s'engraissent non-seulement de leur propre oisiveté, mais encore du travail des autres. M. Godeau, parmi les financiers, était des plus classiques qu'on pût voir, c'est-à-dire des plus gros; pour l'instant il avait la goutte, chose fort à la mode en ce temps-là comme l'est à présent la migraine. Couché sur une chaise longue, les yeux à demi fermés, il se dorlotait au fond d'un boudoir. Les panneaux de glaces qui l'environnaient répétaient majestueusement de toutes parts son énorme personne; des sacs pleins d'or couvraient sa table;

autour de lui, les meubles, les lambris, les portes, les serrures, la cheminée, le plafond, étaient dorés; son habit l'était; je ne sais si sa cervelle ne l'était pas aussi. Il calculait les suites d'une petite affaire qui ne pouvait manquer de lui rapporter quelques milliers de louis; il daignait en sourire tout seul, lorsqu'on lui annonça Croisilles, qui entra d'un air humble, mais résolu, et dans tout le désodre qu'on peut supposer d'un homme qui a grande envie de se noyer. M. Godeau fut un peu surpris de cette visite inattendue; il crut que sa fille avait fait quelque emplette; il fut confirmé dans cette pensée en la voyant paraître presque en même temps que le jeune homme. Il fit signe à Croisilles, non pas de s'asseoir, mais de parler. La demoiselle prit place sur un sofa, et Croisilles, resté debout, s'exprima à peu près en ces termes:

— Monsieur, mon père vient de faire faillite. La banqueroute d'un associé l'a forcé à suspendre ses payements, et, ne pouvant assister à sa propre honte, il s'est enfui en Amérique, après avoir donné à ses créanciers jusqu'à son dernier sou. J'étais absent lorsque cela s'est passé; j'arrive, et il y a deux heures que je sais cet événement. Je suis absolument sans ressources et déterminé à mourir. Il est très probable qu'en sortant de chez vous je vais me jeter à l'eau. Je l'aurais déjà fait selon toute apparence, si le hasard ne m'avait fait rencontrer mademoiselle votre fille tout à l'heure. Je l'aime, monsieur, du plus profond de mon cœur;

il y a deux ans que je suis amoureux d'elle, et je me suis tu jusqu'ici à cause du respect que je lui dois; mais aujourd'hui, en vous le déclarant, je remplis un devoir indispensable, et je croirais offenser Dieu, si, avant de me donner la mort, je ne venais pas vous demander si vous voulez que j'épouse mademoiselle Julie. Je n'ai pas la moindre espérance que vous m'accordiez cette demande, mais je dois néanmoins vous la faire, car je suis bon chrétien, monsieur, et lorsqu'un bon chrétien se voit arrivé à un tel degré de malheur qu'il ne lui soit plus possible de souffrir la vie, il doit du moins, pour atténuer son crime, épuiser toutes les chances qui lui restent avant de prendre un dernier parti.

Au commencement de ce discours, M. Godeau avait supposé qu'on venait lui emprunter de l'argent, et il avait jeté prudemment son mouchoir sur les sacs placés auprès de lui, préparant d'avance un refus poli, car il avait toujours eu de la bienveillance pour le père de Croisilles. Mais quand il eut écouté jusqu'au bout, et qu'il eut compris de quoi il s'agissait, il ne douta pas que le pauvre garçon ne fût devenu complètement fou. Il eut d'abord quelque envie de sonner et de le faire mettre à la porte; mais il lui trouva une apparence si ferme, un visage si déterminé, qu'il eut pitié d'une démence si tranquille. Il se contenta de dire à sa fille de se retirer, afin de ne pas s'exposer plus longtemps à entendre de pareilles inconvenances.

Pendant que Croisilles avait parlé, mademoiselle
Godeau était devenue rouge comme une pêche au
mois d'août. Sur l'ordre de son père, elle se retira.
Le jeune homme lui fit un profond salut dont elle ne
sembla pas s'apercevoir. Demeuré seul avec Croisilles, M. Godeau toussa, se souleva, se laissa retomber sur ses coussins, et s'efforçant de prendre
un air paternel :

— Mon garçon, dit-il, je veux bien croire que tu
ne te moques pas de moi et que tu as réellement
perdu la tête. Non seulement j'excuse ta démarche,
mais je consens à ne point t'en punir. Je suis fâché
que ton pauvre diable de père ait fait banqueroute
et qu'il ait décampé : c'est fort triste, et je comprends assez que cela t'ait tourné la cervelle. Je veux
faire quelque chose pour toi ; prends un pliant et
assieds-toi là.

— C'est inutile, monsieur, répondit Croisilles ;
du moment que vous me refusez, je n'ai plus qu'à
prendre congé de vous. Je vous souhaite toutes
sortes de prospérités.

— Et où t'en vas-tu ?

— Écrire à mon père et lui dire adieu.

— Eh ! que diantre ! on jurerait que tu dis vrai :
tu vas te noyer, où le diable m'emporte !

— Oui, monsieur ; du moins je le crois, si le courage ne m'abandonne pas.

— La belle avance ! fi donc ! quelle niaiserie ! Assieds-toi, te dis-je, et écoute-moi.

M. Godeau venait de faire une réflexion fort juste,

c'est qu'il n'est jamais agréable qu'on dise qu'un homme, quel qu'il soit, s'est jeté à l'eau en nous quittant. Il toussa donc de nouveau, prit sa tabatière, jeta un regard distrait sur son jabot, et continua :

— Tu n'es qu'un sot, un fou, un enfant, c'est clair ; tu ne sais ce que tu dis. Tu es ruiné, voilà ton affaire. Mais, mon cher ami, tout cela ne suffit pas ; il faut réfléchir aux choses de ce monde. Si tu venais me demander... je ne sais quoi, un bon conseil, eh bien ! passe ; mais qu'est-ce que tu veux ? Tu es amoureux de ma fille ?

— Oui, monsieur, et je vous répète que je suis bien éloigné de supposer que vous puissiez me la donner pour femme ; mais comme il n'y a que cela au monde qui pourrait m'empêcher de mourir, si vous croyez en Dieu, comme je n'en doute pas, vous comprendrez la raison qui m'amène.

— Que je croie en Dieu ou non, cela ne te regarde pas, je n'entends pas qu'on m'interroge ; réponds d'abord : où as-tu vu ma fille ?

— Dans la boutique de mon père et dans cette maison, lorsque j'y ai apporté des bijoux pour ma demoiselle Julie.

— Qui est-ce qui t'a dit qu'elle s'appelle Julie ? On ne s'y reconnaît plus, Dieu me pardonne. Mais qu'elle s'appelle Julie ou Javotte, sais-tu ce qu'il faut, avant tout, pour oser prétendre à la main de la fille d'un fermier général ?

— Non, je l'ignore absolument, à moins que ce ne soit d'être aussi riche qu'elle

— Il faut autre chose, mon cher, il faut un nom.

— Eh bien! je m'appelle Croisilles.

— Tu t'appelles Croisilles, malheureux! Est-ce un nom que Croisilles?

— Ma foi, monsieur, en mon âme et conscience, c'est un aussi beau nom que Godeau.

— Tu es un impertinent et tu me le payeras.

— Eh! mon Dieu, monsieur, ne vous fâchez pas; je n'ai pas la moindre envie de vous offenser. Si vous voyez là quelque chose qui vous blesse, et si vous voulez m'en punir, vous n'avez que faire de vous mettre en colère; en sortant d'ici, je vais me noyer.

Bien que M. Godeau se fût promis de renvoyer Croisilles le plus doucement possible, afin d'éviter tout scandale, sa prudence ne pouvait résister à l'impatience de l'orgueil offensé; l'entretien auquel il essayait de se résigner lui paraissait monstrueux en lui-même; je laisse à penser ce qu'il éprouvait en s'entendant parler de la sorte.

— Écoute, dit-il presque hors de lui et résolu à en finir à tout prix, tu n'es pas tellement fou que tu ne puisses comprendre un mot de sens commun. Es-tu riche?... non. Es-tu noble?... encore moins. Qu'est-ce que c'est que la frénésie qui t'amène? Tu viens me tracasser, tu crois faire un coup de tête; tu sais parfaitement bien que c'est inutile; tu veux me rendre responsable de ta mort? As-tu à te plaindre de moi? dois-je un sou à ton père? est-ce ma faute si tu en es là? Eh! mordieu, on se noie et on se tait.

— C'est ce que je vais faire de ce pas; je suis votre
très humble serviteur.

— Un moment! il ne sera pas dit que tu auras eu
en vain recours à moi. Tiens, mon garçon, voilà
quatre louis d'or; va-t'en dîner à la cuisine, et que
je n'entende plus parler de toi.

— Bien obligé, je n'ai pas faim et je n'ai que faire
de votre argent!

Croisilles sortit de la chambre, et le financier,
ayant mis sa conscience en repos par l'offre qu'il
venait de faire, se renfonça de plus belle dans sa
chaise et reprit ses méditations.

Mademoiselle Godeau, pendant ce temps-là,
n'était pas aussi loin qu'on pouvait le croire; elle
s'était, il est vrai, retirée par obéissance pour son
père; mais, au lieu de regagner sa chambre, elle
était restée à écouter derrière la porte. Si l'extrava-
gance de Croisilles lui paraissait inconcevable, elle
n'y voyait du moins rien d'offensant; car l'amour,
depuis que le monde existe, n'a jamais passé pour
offense; d'un autre côté, comme il n'était pas possible de douter du désespoir du jeune homme, mademoiselle Godeau se trouvait prise à la fois par les
deux sentiments les plus dangereux aux femmes,
la compassion et la curiosité. Lorsqu'elle vit l'entretien terminé et Croisilles près de sortir, elle traversa
rapidement le salon où elle se trouvait, ne voulant
pas être surprise aux aguets, et elle se dirigea vers
son appartement; mais presque aussitôt elle revint
sur ses pas. L'idée que Croisilles allait peut-être

réellement se donner la mort lui troubla le cœur
malgré elle. Sans se rendre compte de ce qu'elle
faisait, elle marcha à sa rencontre; le salon était
vaste, et les deux jeunes gens vinrent lentement au-
devant l'un de l'autre. Croisilles était pâle comme
la mort, et mademoiselle Godeau cherchait vainement quelque parole qui pût exprimer ce qu'elle
sentait. En passant à côté de lui, elle laissa tomber
à terre un bouquet de violettes qu'elle tenait à la
main. Il se baissa aussitôt, ramassa le bouquet et
le présenta à la jeune fille pour le lui rendre ; mais,
au lieu de le reprendre, elle continua sa route sans
prononcer un mot, et entra dans le cabinet de son
père. Croisilles, resté seul, mit le bouquet dans son
sein, et sortit de la maison le cœur agité, ne sachant trop que penser de cette aventure.

III

A peine avait-il fait quelques pas dans la rue, qu'il
vit accourir son fidèle Jean, dont le visage exprimait la joie.

— Qu'est-il arrivé? lui demanda-t-il; as-tu quelque nouvelle à m'apprendre ?

— Monsieur, répondit Jean, j'ai à vous apprendre
que les scellés sont levés, et que vous pouvez rentrer chez vous. Toutes les dettes de votre père
payées, vous restez propriétaire de la maison. Il est

bien vrai qu'on a emporté tout ce qu'il y avait d'argent et de bijoux, et qu'on en a même enlevé les meubles ; mais enfin la maison vous appartient, et vous n'avez pas tout perdu. Je cours partout depuis une heure, ne sachant ce que vous étiez devenu, et j'espère, mon cher maître, que vous serez assez sage pour prendre un parti raisonnable

— Quel parti veux-tu que je prenne?

— Vendre cette maison, monsieur, c'est toute votre fortune. Elle vaut une trentaine de mille francs. Avec cela, du moins, on ne meurt pas de faim ; et qui vous empêcherait d'acheter un petit fonds de commerce qui ne manquerait pas de prospérer ?

— Nous verrons cela, répondit Croisilles tout en se hâtant de prendre le chemin de sa rue. Il lui tardait de revoir le toit paternel ; mais, lorsqu'il y fut arrivé, un si triste spectacle s'offrit à lui, qu'il eut à peine le courage d'entrer. La boutique en désordre, les chambres désertes, l'alcôve de son père vide, tout présentait à ses regards la nudité de la misère. Il ne restait pas une chaise ; tous les tiroirs avaient été fouillés, le comptoir brisé, la caisse emportée ; rien n'avait échappé aux recherches avides des créanciers et de la justice, qui, après avoir pillé la maison, étaient partis, laissant les portes ouvertes, comme pour témoigner aux passants que leur besogne était accomplie.

— Voilà donc, s'écria Croisilles, voilà donc ce qui reste de trente ans de travail et de la plus honnête existence, faute d'avoir eu à temps, au jour fixe, de quoi faire honneur à une signature imprudemment engagée !

Pendant que le jeune homme se promenait de long en large, livré aux plus tristes pensées, Jean paraissait fort embarrassé. Il supposait que son maître était sans argent, et qu'il pouvait même n'avoir pas dîné. Il cherchait donc quelque moyen pour le questionner là-dessus, et pour lui offrir, en cas de besoin, une part de ses économies. Après s'être mis l'esprit à la torture pendant un quart d'heure pour imaginer un biais convenable, il ne trouva rien de mieux que de s'approcher de Croisilles, et de lui demander d'une voix attendrie :

— Monsieur aime-t-il toujours les perdrix aux choux ?

Le pauvre homme avait prononcé ces mots avec un accent à la fois si burlesque et si touchant, que Croisilles, malgré sa tristesse, ne put s'empêcher d'en rire.

— Et à propos de quoi cette question ? dit-il.

— Monsieur, répondit Jean, c'est que ma femme m'en fait cuire une pour mon dîner, et si par hasard vous les aimiez toujours...

Croisilles avait entièrement oublié jusqu'à ce moment la somme qu'il rapportait à son père ; la proposition de Jean le fit se ressouvenir que ses poches étaient pleines d'or.

— Je te remercie de tout mon cœur, dit-il au vieillard, et j'accepte avec plaisir ton dîner ; mais

si tu es inquiet de ma fortune, rassure-toi, j'ai plus
d'argent qu'il ne m'en faut pour avoir ce soir un
bon souper que tu partageras à ton tour avec moi.

En parlant ainsi, il posa sur la cheminée quatre
bourses bien garnies, qu'il vida, qui contenaient
chacune cinquante louis.

— Quoique cette somme ne m'appartienne pas,
ajouta-t-il, je puis en user pour un jour ou deux. A
qui faut-il que je m'adresse pour la faire tenir à
mon père ?

— Monsieur, répondit Jean avec empressement,
votre père m'a bien recommandé de vous dire que
cet argent vous appartenait, et, si je ne vous en
parlais point, c'est que je ne savais pas de quelle
manière vos affaires de Paris s'étaient terminées.
Votre père ne manquera de rien là-bas ; il logera
chez un de vos correspondants, qui le recevra de
son mieux ; il a d'ailleurs emporté ce qu'il lui faut,
car il était bien sûr d'en laisser encore de trop, et
ce qu'il a laissé, monsieur, tout ce qu'il a laissé,
est à vous ; il vous le marque lui-même dans sa
lettre, et je suis expressément chargé de vous le répéter. Cet or est donc aussi légitimement votre bien
que cette maison où nous sommes. Je puis vous rapporter les paroles mêmes que votre père m'a dites
en partant : « Que mon fils me pardonne de le quitter ; qu'il se souvienne seulement pour m'aimer que
je suis encore en ce monde, et qu'il use de ce qui
restera après mes dettes payées, comme si c'était
mon héritage. Voilà, monsieur, ses propres expres-

sions ; ainsi remettez ceci dans votre poche, et puisque vous voulez bien de mon dîner, allons, je vous
prie, à la maison.

La joie et la sincérité qui brillaient dans les yeux
de Jean ne laissaient aucun doute à Croisilles. Les
paroles de son père l'avaient ému à tel point, qu'il
ne put retenir ses larmes ; d'autre part, dans un
pareil moment, quatre mille francs n'étaient pas une
bagatelle. Pour ce qui regardait la maison, ce n'é-
tait point une ressource certaine ; car on ne pouvait
en tirer parti qu'en la vendant, chose toujours
longue et difficile. Tout cela cependant ne laissait
pas que d'apporter un changement considérable à
la situation dans laquelle se trouvait le jeune homme ;
il se sentit tout à coup attendri, ébranlé dans sa fu-
neste résolution, et, pour ainsi dire, à la fois plus
triste et moins désolé. Après avoir fermé les volets
de la boutique, il sortit de la maison avec Jean, et,
en traversant de nouveau la ville, il ne put s'empêcher de songer combien c'est peu de chose que nos
affections, puisqu'elles servent quelquefois à nous
faire trouver une joie imprévue dans la plus faible
lueur d'espérance. Ce fut avec cette pensée qu'il se
mit à table à côté de son vieux serviteur, qui ne
manqua point, durant le repas, de faire tous ses
efforts pour l'égayer.

Les étourdis ont un heureux défaut : ils se déso-
lent aisément, mais ils n'ont même pas le temps de
se consoler, tant il leur est facile de se distraire.
On se tromperait de les croire insensibles ou

égoïstes ; ils sentent peut-être plus vivement que
d'autres, et ils sont très capables de se brûler la
cervelle dans un moment de désespoir ; mais, ce
moment passé, s'ils sont encore en vie, il faut qu'ils
aillent dîner, qu'ils boivent et mangent comme à
l'ordinaire, pour fondre ensuite en larmes en se
couchant. La joie et la douleur ne glissent pas sur
eux ; elles les traversent comme des flèches : bonne
et violente nature qui sait souffrir, mais qui ne peut
pas mentir, dans laquelle on lit tout à nu, non pas
fragile et vide comme le verre, mais pleine et trans-
parente comme le cristal de roche.

Après avoir trinqué avec Jean, Croisilles, au lieu
de se noyer, s'en alla à la comédie. Debout dans le
fond du parterre, il tira de son sein le bouquet de
mademoiselle Godeau, et, pendant qu'il en respirait
le parfum dans un profond recueillement, il commença à penser d'un esprit plus calme à son aventure du matin. Dès qu'il y eut réfléchi quelque
temps, il vit clairement la vérité, c'est-à-dire que
la jeune fille, en lui laissant son bouquet entre les
mains et en refusant de le reprendre, avait voulu
lui donner une marque d'intérêt ; car, autrement,
ce refus et ce silence n'auraient été qu'une preuve
de mépris, et cette supposition n'était pas possible.
Croisilles jugea donc que mademoiselle Godeau
avait le cœur moins dur que monsieur son père, et
il n'eut pas de peine à se souvenir que le visage de
la demoiselle, lorsqu'elle avait traversé le salon,
avait exprimé une émotion d'autant plus vraie

qu'elle semblait involontaire. Mais cette émotion
était-elle de l'amour ou seulement de la pitié, ou
moins encore peut-être, de l'humanité ? Mademoiselle Godeau avait-elle craint de le voir mourir, lui,
Croisilles, ou seulement d'être la cause de la mort
d'un homme, quel qu'il fût ? Bien que fané et à demi
effeuillé, le bouquet avait encore une odeur si ex-
quise et une si galante tournure, qu'en le respi-
rant et en le regardant, Croisilles ne put se défendre d'espérer. C'était une guirlande de roses
autour d'une touffe de violettes. Combien de sentiments et de mystères un Turc aurait lus dans ces
fleurs en interprétant leur langage ! Mais il n'y a
que faire d'être Turc en pareille circonstance. Les
fleurs qui tombent du sein d'une jolie femme, en
Europe comme en Orient, ne sont jamais muettes ;
quand elles ne raconteraient que ce qu'elles ont
vu, lorsqu'elles reposaient sur une belle gorge, ce
serait assez pour un amoureux, et elles le racon-
tent en effet. Les parfums ont plus d'une ressemblance avec l'amour, et il y a même des gens qui
pensent que l'amour n'est qu'une sorte de parfum :
il est vrai que la fleur qui l'exhale est la plus belle
de la création.

Pendant que Croisilles divaguait ainsi, fort peu
attentif à la tragédie qu'on représentait pendant ce
temps là, mademoiselle Godeau elle-même parut
devant une loge en face de lui. L'idée ne lui vint
pas que, si elle l'apercevait, elle pourrait bien trouver singulier de le voir là après ce qui venait de se

passer. Il fit, au contraire, tous ses efforts pour se
rapprocher d'elle ; mais il n'y put parvenir. Une
figurante de Paris était venue en poste jouer *Mé-*
rope, et la foule était si serrée, qu'il n'y avait pas
moyen de bouger. Faute de mieux, il se contenta
donc de fixer ses regards sur sa belle, et de ne pas
la quitter un instant des yeux. Il remarqua qu'elle
semblait préoccupée, maussade, et qu'elle ne parlait
à personne qu'avec une sorte de répugnance. Sa
loge était entourée, comme on peut penser, de tout
ce qu'il y avait de petits-maîtres normands dans la
ville ; chacun venait à son tour passer devant elle à
la galerie, car, pour entrer dans la loge même
qu'elle occupait, cela n'était pas possible, attendu
que monsieur son père en remplissait, seul, de sa
personne, plus des trois quarts. Croisilles remarqua
encore qu'elle ne lorgnait point, et qu'elle n'écoutait pas la pièce. Le coude appuyé sur la balustrade,
le menton dans sa main, le regard distrait, elle avait
l'air, au milieu de ses atours, d'une statue de Vé-
nus déguisée en marquise ; l'étalage de sa robe et
de sa coiffure, son rouge, sous lequel on devinait
sa pâleur, toute la pompe de sa toilette, ne faisaient que mieux ressortir son immobilité. Jamais
Croisilles ne l'avait vue si jolie. Ayant trouvé moyen,
pendant l'entr'acte, de s'échapper de la cohue, il
courut regarder au carreau de la loge, et, chose
étrange, à peine y eut-il mis la tête, que mademoiselle Godeau, qui n'avait pas bougé depuis une
heure, se retourna. Elle tressaillit légèrement en

l'apercevant, et ne jeta sur lui qu'un coup d'œil ;
puis elle reprit sa première posture. Si ce coup d'œil
exprimait la surprise, l'inquiétude, le plaisir ou
l'amour ; s'il voulait dire : « Quoi ! vous n'êtes pas
mort ! » ou : « Dieu soit béni ! vous voilà vivant ! »
je ne me charge pas de le démêler ; toujours est-il
que sur ce coup d'œil Croisilles se jura tout bas de
mourir ou de se faire aimer.

IV

De tous les obstacles qui nuisent à l'amour, l'un
des plus grands est sans contredit ce qu'on appelle
la fausse honte, qui en est bien une très véritable.
Croisilles n'avait pas ce triste défaut que donnent
l'orgueil et la timidité ; il n'était pas de ceux qui tour-
nent pendant des mois entiers autour de la femme
qu'ils aiment, comme un chat autour d'un oiseau
en cage. Dès qu'il eut renoncé à se noyer, il ne
songea plus qu'à faire savoir à sa chère Julie qu'il
vivait uniquement pour elle ; mais comment le lui
dire ? S'il se présentait une seconde fois à l'hôtel du
fermier général, il n'était pas douteux que M. Godeau ne le fît mettre au moins à la porte. Julie ne
sortait jamais qu'avec une femme de chambre,
quand il lui arrivait d'aller à pied ; il était donc inutile d'entreprendre de la suivre. Passer les nuits
sous les croisées de sa maîtresse est une folie chère

aux amoureux, mais qui, dans le cas présent, était
plus inutile encore. J'ai dit que Croisilles était fort
religieux ; il ne lui vint donc pas à l'esprit de chercher à rencontrer sa belle à l'église. Comme le
meilleur parti, quoique le plus dangereux, est
d'écrire aux gens lorsqu'on ne peut leur parler soi-
même, il écrivit dès le lendemain. Sa lettre n'avait,
bien entendu, ni ordre ni raison. Elle était à peu
près conçue en ces termes :

« Mademoiselle

« Dites-moi au juste, je vous en supplie, ce qu'il
faudrait posséder de fortune pour pouvoir prétendre
à vous épouser. Je vous fais là une étrange question ;
mais je vous aime si éperdument, qu'il m'est impossible de ne pas la faire, et vous êtes la seule personne
au monde à qui je puisse l'adresser. Il m'a semblé,
hier au soir, que vous me regardiez au spectacle. Je
voulais mourir ; plût à Dieu que je fusse mort en effet,
si je me trompe et si ce regard n'était pas pour moi !
Dites-moi si le hasard peut être assez cruel pour
qu'un homme s'abuse d'une manière à la fois si triste
et si douce. J'ai cru que vous m'ordonniez de vivre.
Vous êtes riche, belle, je le sais ; votre père est or-
gueilleux et avare, et vous avez le droit d'être fière ;
mais je vous aime, et le reste est un songe. Fixez
sur moi ces yeux charmants, pensez à ce que peut
l'amour puisque je souffre, que j'ai tout lieu de

craindre, et que je ressens une inexprimable jouis-
sance à vous écrire cette folle lettre qui m'attirera
peut-être votre colère ; mais pensez aussi, mademoiselle, qu'il y a un peu de votre faute dans cette
folie. Pourquoi m'avez-vous laissé ce bouquet?
Mettez-vous un instant, s'il se peut, à ma place ;
j'ose croire que vous m'aimez, et j'ose vous demander de me le dire. Pardonnez-moi, je vous en
conjure. Je donnerais mon sang pour être certain
de ne pas vous offenser, et pour vous voir écouter
mon amour avec ce sourire d'ange qui n'appartient
qu'à vous. Quoi que vous fassiez, votre image m'est
restée; vous ne l'effacerez qu'en m'arrachant le
cœur. Tant que votre regard vivra dans mon souvenir, tant que ce bouquet gardera un reste de
parfum, tant qu'un mot voudra dire qu'on aime, je
conserverai quelque espérance. »

Après avoir cacheté sa lettre, Croisilles s'en alla
devant l'hôtel Godeau, et se promena de long en
large dans la rue, jusqu'à ce qu'il vît sortir un domestique. Le hasard, qui sert toujours les amoureux en cachette, quand il le peut sans se compro-
mettre, voulut que la femme de chambre de mademoiselle Julie eût résolu ce jour-là de faire emplette d'un bonnet. Elle se rendait chez la mar-
chande de modes, lorsque Croisilles l'aborda, lui
glissa un louis dans la main, et la pria de se charger
de sa lettre. Le marché fut bientôt conclu : la servante prit l'argent pour payer son bonnet, et pro-
mit de faire la commission par reconnaissance.

Croisilles, plein de joie, revint à sa maison et s'assit devant sa porte, attendant la réponse.

Avant de parler de cette réponse, il faut dire un mot de mademoiselle Godeau. Elle n'était pas tout à fait exempte de la vanité de son père, mais son bon naturel y remédiait. Elle était, dans la force du terme, ce qu'on nomme un enfant gâté. D'habitude elle parlait fort peu, et jamais on ne la voyait tenir une aiguille ; elle passait les journées à sa toilette, et les soirées sur un sofa, n'ayant pas l'air d'entendre la conversation. Pour ce qui regardait sa parure, elle était prodigieusement coquette, et son propre visage était à coup sûr ce qu'elle avait le plus considéré en ce monde. Un pli à sa collerette, une tache d'encre à son doigt, l'auraient désolée ; aussi quand sa robe lui plaisait, rien ne saurait rendre le dernier regard qu'elle jetait sur sa glace avant de quitter sa chambre. Elle ne montrait ni goût ni aversion pour les plaisirs qu'aiment ordinairement les jeunes filles ; elle allait volontiers au bal, et elle y renonçait sans humeur, quelquefois sans motif ; le spectacle l'ennuyait, et elle s'y endormait continuellement. Quand son père qui l'adorait, lui proposait de lui faire quelque cadeau à son choix, elle était une heure à se décider, ne pouvant se trouver un désir. Quand M. Godeau recevait ou donnait à dîner, il arrivait que Julie ne parût pas au salon : elle passait la soirée, pendant ce temps-là, seule, dans sa chambre, en grande toilette, à se promener de long en large, son éventail à la main. Si on lui adressait

un compliment, elle détournait la tête, et si on tentait
de lui faire la cour, elle ne répondait que par un
regard à la fois si brillant et si sérieux, qu'elle décon·
certait le plus hardi. Jamais un bon mot ne l'avait
fait rire ; jamais un air d'opéra, une tirade de tragédie, ne l'avaient émue ; jamais enfin, son cœur
n'avait donné signe de vie, et, en la voyant passer
dans tout l'éclat de sa nonchalante beauté, on aurait pu la prendre pour une belle somnambule qui
traversait ce monde en rêvant.

Tant d'indifférence et de coquetterie ne semblaient pas aisées à comprendre. Les uns disaient
qu'elle n'aimait rien ; les autres, qu'elle n'aimait
qu'elle-même. Un seul mot suffisait cependant pour
expliquer son caractère : elle attendait. Depuis l'âge
de quatorze ans, elle avait entendu répéter sans
cesse que rien n'était aussi charmant qu'elle ; elle
en était persuadée ; c'est pourquoi elle prenait
grand soin de sa parure : en manquant de respect à
sa personne, elle aurait cru commettre un sacri-,
lège. Elle marchait, pour ainsi dire, dans sa beauté,
comme un enfant dans ses habits de fête ; mais elle
était bien loin de croire que cette beauté dût rester
inutile ; sous son apparente insouciance se cachait
une volonté secrète, inflexible, et d'autant plus forte
qu'elle était mieux dissimulée. La coquetterie des
femmes ordinaires, qui se dépense en œillades, en
minauderies et en sourires, lui semblait une escar-
mouche puérile, vaine, presque méprisable. Elle se
sentait en possession d'un trésor, et elle dédaignait

de le nasarder au jeu pièce à pièce : il lui fallait un adversaire digne d'elle ; mais, trop habituée à voir ses désirs prévenus, elle ne cherchait pas cet adversaire ; on peut même dire davantage, elle était étonnée qu'il se fît attendre. Depuis quatre ou cinq ans qu'elle allait dans le monde et qu'elle étalait consciencieusement ses paniers, ses falbalas et ses belles épaules, il lui paraissait inconcevable qu'elle n'eût point encore inspiré une grande passion. Si elle eût dit le fond de sa pensée, elle eût volontiers répondu à ceux qui lui faisaient des compliments : « Eh bien ! s'il est vrai que je sois si belle, que ne vous brûlez-vous la cervelle pour moi ? » Réponse que, du reste, pourraient faire bien des jeunes filles, et que plus d'une qui ne dit rien a au fond du cœur, quelquefois sur le bord des lèvres.

Qu'y a-t-il, en effet, au monde, de plus impatientant pour une femme que d'être jeune, belle, riche, de se regarder dans son miroir, de se voir parée, digne en tout point de plaire, toute disposée à se laisser aimer, et de se dire : « On m'admire, on me vante, tout le monde me trouve charmante, et personne ne m'aime. Ma robe est de la meilleure faiseuse, mes dentelles sont superbes, ma coiffure est irréprochable, mon visage le plus beau de la terre, ma taille fine, mon pied bien chaussé ; et tout cela ne me sert à rien qu'à aller bâiller dans le coin d'un salon ! Si un jeune homme me parle, il me traite en enfant ; si on me demande en mariage, c'est pour ma dot ; si quelqu'un me serre la main en dansant, c'est un fat de province; dès que je parais quelque part, j'excite un murmure d'admiration, mais personne ne me dit à moi seule, un mot qui me fasse battre le cœur. J'entends des impertinents qui me louent tout haut, à deux pas de moi, et pas un regard modeste et sincère ne cherche le mien. Je porte une âme ardente, pleine de vie, et je ne suis, à tout prendre, qu'une jolie poupée qu'on promène, qu'on fait sauter au bal, qu'une gouvernante habille le matin et décoiffe le soir, pour recommencer le lendemain. »

Voilà ce que mademoiselle Godeau s'était dit bien des fois à elle-même, et il y avait de certains jours où cette pensée lui inspirait un si sombre ennui, qu'elle restait muette et presque immobile une journée entière. Lorsque Croisilles lui écrivit, elle était précisément dans un accès d'humeur semblable. Elle venait de prendre son chocolat, et elle rêvait profondément, étendue dans une bergère, lorsque sa femme de chambre entra et lui remit la lettre d'un air mystérieux. Elle regarda l'adresse, et, ne reconnaissant pas l'écriture, elle retomba dans sa distraction. La femme de chambre se vit alors forcée d'expliquer de quoi il s'agissait, ce qu'elle fit d'un air assez déconcerté, ne sachant trop comment la jeune fille prendrait cette démarche. Mademoiselle Godeau écouta sans bouger, ouvrit ensuite la lettre, et y jeta seulement un coup d'œil; elle demanda aussitôt une feuille de papier, et écrivit nonchalamment ce peu de mots :

« Eh ! mon Dieu, non, monsieur, je ne suis pas fière. Si vous aviez seulement cent mille écus, je vous épouserais très volontiers.»

Telle fut la réponse que la femme de chambre rapporta sur-le-champ à Croisilles, qui lui donna encore un louis pour sa peine.

V

Cent mille écus, comme dit le proverbe, ne se trouvent pas « dans le pas d'un âne, » et, si Croisilles eût été défiant, il eût pu croire, en lisant la lettre de mademoiselle Godeau, qu'elle était folle ou qu'elle se moquait de lui. Il ne pensa pourtant ni l'un ni l'autre ; il ne vit rien autre chose, sinon que sa chère Julie l'aimait, qu'il lui fallait cent mille écus, et il ne songea dès ce moment, qu'à tâcher de se les procurer.

Il possédait deux cents louis comptants, plus une maison qui, comme je l'ai déjà dit, pouvait valoir une trentaine de mille francs. Que faire ? Comment s'y prendre pour que ces trente-quatre mille francs en devinssent tout d'un coup trois cent mille ? La première idée qui vint à l'esprit du jeune homme fut de trouver une manière quelconque de jouer à croix ou pile toute sa fortune ; mais, pour cela, il fallait vendre la maison. Croisilles commença donc par coller sur sa porte un écriteau portant que sa

maison était à vendre ; puis, tout en rêvant à ce qu'il
ferait de l'argent qu'il pourrait en tirer, il attendit
un acheteur.

Une semaine s'écoula, puis une autre ; pas un
acheteur ne se présenta. Croisilles passait ses
journées à se désoler avec Jean, et le désespoir
s'emparait de lui, lorsqu'un brocanteur juif sonna à
sa porte.

— Cette maison est à vendre, monsieur ? En êtes-
vous le propriétaire ?

— Oui, monsieur.

— Et combien vaut-elle ?

— Trente mille francs, à ce que je crois ; du
moins je l'ai entendu dire à mon père.

Le juif visita toutes les chambres, monta au
premier, descendit à la cave, frappa sur les murailles, compta les marches de l'escalier, fit tourner
les portes sur leurs gonds et les clefs dans les
serrures, ouvrit et ferma les fenêtres ; puis enfin,
après avoir tout bien examiné, sans dire un mot et
sans faire la moindre proposition, il salua Croisilles
et se retira.

Croisilles, qui durant une heure, l'avait suivi le
cœur palpitant, ne fut pas, comme on pense, peu
désappointé de cette retraite silencieuse. Il supposa
que le juif avait voulu se donner le temps de réfléchir, et qu'il reviendrait incessamment. Il l'attendit pendant huit jours, n'osant sortir de peur de
manquer sa visite, et regardant à la fenêtre du
matin au soir ; mais ce fut en vain : le juif ne reparut

point. Jean, fidèle à son triste rôle de raisonneur, faisait, comme on dit, de la morale à son maître, pour le dissuader de vendre sa maison d'une manière si précipitée et dans un but si extravagant. Mourant d'impatience, d'ennui et d'amour, Croisilles prit un matin ses deux cents louis et sortit, résolu à tenter la fortune avec cette somme, puisqu'il n'en pouvait avoir davantage.

Les tripots, dans ce temps-là, n'étaient pas publics, et l'on n'avait pas encore inventé ce raffinement de civilisation qui permet au premier venu de se ruiner à toute heure, dès que l'envie lui en passe par la tête. A peine Croisilles fut-il dans la rue qu'il s'arrêta, ne sachant où aller risquer son argent. Il regardait les maisons du voisinage et les toisait les unes après les autres, tâchant de leur trouver une apparence suspecte et de deviner ce qu'il cherchait. Un jeune homme de bonne mine, vêtu d'un habit magnifique, vint à passer. A en juger par les dehors, ce ne pouvait être qu'un fils de famille, Croisilles l'aborda poliment.

— Monsieur, lui dit-il, je vous demande pardon de la liberté que je prends. J'ai deux cents louis dans ma poche, et je meurs d'envie de les perdre ou d'en avoir davantage. Ne pourriez-vous pas m'indiquer quelque honnête endroit où se font ces sortes de choses ?

A ce discours assez étrange, le jeune homme partit d'un éclat de rire.

— Ma foi ! monsieur, répondit-il si vous cherchez

un mauvais lieu, vous n'avez qu'à me suivre car j'y
vais.

Croisilles le suivit, et au bout de quelques pas ils
entrèrent tous deux dans une maison de la plus belle
apparence, où ils furent reçus le mieux du monde
par un vieux gentilhomme de fort bonne compagnie.
Plusieurs jeunes gens étaient déjà assis autour d'un
tapis vert; Croisilles y prit modestement une place,
et, en moins d'une heure, ses deux cents louis furent
perdus.

Il sortit aussi triste que peut l'être un amoureux
qui se croit aimé. Il ne lui restait pas de quoi dîner,
mais ce n'était pas ce qui l'inquiétait.

— Comment ferai-je à présent, se demanda-t-il,
pour me procurer de l'argent? A qui m'adresser
dans cette ville? Qui voudra me prêter seulement
cent louis sur cette maison que je ne puis vendre.

Pendant qu'il était dans cet embarras, il rencontra
son brocanteur juif. Il n'hésita pas à s'adresser à lui
et, en sa qualité d'étourdi, il ne manqua pas de lui
dire dans quelle situation il se trouvait. Le juif
n'avait pas grande envie d'acheter la maison; il
n'était venu la voir que par curiosité, ou, pour
mieux dire, par acquit de conscience, comme un
chien entre en passant dans une cuisine dont la porte
est ouverte, pour voir s'il n'y a rien à voler; mais il
vit Croisilles si désespéré, si triste, si dénué de toute
ressource, qu'il ne put résister à la tentation de
se gêner un peu pour payer la maison. Il lui en
offrit donc à peu près le quart de ce qu'elle

valait. Croisilles lui sauta au cou, l'appela son ami
et son sauveur, signa aveuglément un marché à faire
dresser les cheveux sur la tête, et, dès le lendemain,
possesseur de quatre cents nouveaux louis, il se dirigea de rechef vers le tripot où il avait été si poliment et si lestement ruiné la veille.

En s'y rendant, il passa sur le port. Un vaisseau
allait en sortir ; le vent était doux, l'Océan tranquille.
De toutes parts, des négociants, des matelots, des
officiers de marine en uniforme, allaient et venaient.
Des crocheteurs transportaient d'énormes ballots
pleins de marchandises. Les passagers faisaient leurs
adieux, de légères barques flottaient de tous côtés ;
sur tous les visages on lisait la crainte, l'impatience
ou l'espérance ; et, au milieu de l'agitation qui l'entourait, le majestueux navire se balançait doucement, gonflant ses voiles orgueilleuses.

— Quelle admirable chose, pensa Croisilles, que
de risquer ainsi ce qu'on possède, et d'aller chercher
au delà des mers une périlleuse fortune ! Quelle
émotion de regarder partir ce vaisseau chargé de
tant de richesses, du bien-être de tant de familles !
quelle joie de le voir revenir, rapportant le double
de ce qu'on lui a confié, rentrant plus fier et plus
riche qu'il n'était parti ! Que ne suis-je un de ces marchands ! Que ne puis-je jouer ainsi mes quatre cents
louis ! Quel tapis vert que cette mer immense, pour
y tenter hardiment le hasard ! Pourquoi n'achèterais-
je pas quelques ballots de toiles ou de soieries ? qui
m'en empêche, puisque j'ai de l'or ? Pour quoi ce

capitaine refuserait-il de se charger de mes marchandises? Et qui sait? au lieu d'aller perdre cette
pauvre et unique somme dans un tripot, je la dou-
blerais, je la triplerais peut-être par une honnête industrie. Si Julie m'aime véritablement, elle attendra
quelques années, et elle me restera fidèle jusqu'à ce
que je puisse l'épouser. Le commerce procure
quelquefois des bénéfices plus gros qu'on ne pense;
il ne manque pas d'exemples, en ce monde, de fortunes rapides, surprenantes, gagnées ainsi sur ces
flots changeants ; pourquoi la Providence ne béni-
rait-elle pas une tentative faite dans un but si louable, si digne de sa protection ? Parmi ces marchands
qui ont tant amassé et qui envoient des navires
aux deux bouts de la terre, plus d'un a commencé
par une moindre somme que celle que j'ai là. Ils ont
prospéré avec l'aide de Dieu ; pourquoi ne pourrais-
je pas prospérer à mon tour ? Il me semble qu'un
bon vent souffle dans ces voiles, et que ce vaisseau
inspire la confiance. Allons? le sort en est jeté, je
vais m'adresser à ce capitaine qui me paraît aussi
de bonne mine ; j'écrirai ensuite à Julie, et je veux
devenir un habile négociant.

Le plus grand danger que courent les gens qui
sont habituellement un peu fous, c'est de le devenir
tout à fait par instants. Le pauvre garçon, sans réfléchir davantage, mit son caprice à exécution. Trouver des marchandises à acheter, lorsqu'on a de l'argent et qu'on ne s'y connaît pas, c'est la chose du
monde la moins difficile. Le capitaine, pour obliger

Croisilles, le mena chez un fabricant de ses amis qui lui vendit autant de toiles et de soieries qu'il put en payer ; le tout, mis dans une charrette, fut promptement transporté à bord. Croisilles, ravi et plein d'espérance, avait écrit lui-même en grosses lettres son nom sur ses ballots. Il les regarda s'embarquer avec une joie inexprimable ; l'heure du départ arriva bientôt, et le navire s'éloigna de la côte.

VI

Je n'ai pas besoin de dire ue, dans cette affaire, Croisilles n'avait rien gardé. D'un autre côté, sa maison était vendue ; il ne lui restait pour tout bien que les habits qu'il avait sur le corps ; point de gîte, et pas un denier. Avec toute la bonne volonté possible, Jean ne pouvait supposer que son maître fût réduit à un tel dénûment ; Croisilles était, non pas trop fier, mais trop insouciant pour le dire ; il prit le parti de coucher à la belle étoile, et, quant aux repas, voici le calcul qu'il fit : il présumait que le vaisseau qui portait sa fortune mettrait six mois à revenir au Havre ; il vendit, non sans regret, une montre d'or que son père lui avait donnée, et qu'il avait heureusement gardée ; il en eut trente-six livres. C'était de quoi vivre à peu près six mois avec quatre sous par jour. Il ne douta pas que ce ne fût assez, et, rassuré par le présent, il écrivit à made-

moiselle Godeau pour l'informer de ce qu'il avait
fait ; il se garda bien, dans sa lettre, de lui parler de
sa détresse ; il lui annonça, au contraire, qu'il avait
entrepris une opération de commerce magnifique,
dont les résultats étaient prochains et infaillibles ; il
lui expliqua comme quoi *la Fleurette*, vaisseau à fret,
de cent cinquante tonneaux, portait dans la Baltique
ses toiles et ses soieries ; il la supplia de lui rester
fidèle pendant un an, se réservant de lui en demander davantage ensuite, et, pour sa part, il lui
jura un éternel amour.

Lorsque mademoiselle Godeau reçut cette lettre,
elle était au coin de son feu, et elle tenait à la main,
en guise d'écran, un de ces bulletins qu'on imprime
dans les ports, qui marquent l'entrée et la sortie
des navires, et en même temps annoncent les dé-
sastres. Il ne lui était jamais arrivé, comme on peut
penser, de prendre intérêt à ces sortes de choses,
et elle n'avait jamais jeté les yeux sur une seule de
ces feuilles. La lettre de Croisilles fut cause qu'elle lut
le bulletin qu'elle tenait ; le premier mot qui frappa
ses yeux fut précisément le nom de *la Fleurette ;* le
navire avait échoué sur les côtes de France dans la
nuit même qui avait suivi son départ. L'équipage
s'était sauvé à grand'peine, mais toutes les marchandises avaient été perdues.

Mademoiselle Godeau, à cette nouvelle, ne se souvint plus que Croisilles avait fait devant elle l'aveu
de sa pauvreté ; elle fut aussi désolée que s'il se fût
agi d'un million ; en un instant, l'horreur d'une

4

tempête, les vents en furie, les cris des noyés, la
ruine d'un homme qui l'aimait, toute une scène de
roman, se présentèrent à sa pensée ; le bulletin et
la lettre lui tombèrent des mains ; elle se leva dans
un trouble extrême, et, le sein palpitant, les yeux
prêts à pleurer, elle se promena à grands pas, ré-
solue à agir dans cette occasion, et se demandant
ce qu'elle devait faire.

Il y a une justice à rendre à l'amour, c'est que
plus les motifs qui le combattent sont forts, clairs,
simples, irrécusables, en un mot, moins il a le sens
commun, plus la passion s'irrite et plus on aime ;
c'est une belle chose sous le ciel que cette déraison
du cœur ; nous ne vaudrions pas grand'chose sans
elle. Après s'être promenée dans sa chambre, sans
oublier ni son cher éventail, ni le coup d'œil à la
glace en passant, Julie se laissa retomber dans sa
bergère. Qui l'eût pu voir en ce moment eût joui
d'un beau spectacle ; ses yeux étincelaient, ses
joues étaient en feu ; elle poussa un long soupir et
murmura avec une joie et une douleur délicieuses :

— Pauvre garçon ! il s'est ruiné pour moi !

Indépendamment de la fortune qu'elle devait attendre de son père, mademoiselle Godeau avait, à
elle appartenant, le bien que sa mère lui avait laissé.
Elle n'y avait jamais songé ; en ce moment, pour
la première fois de sa vie, elle se souvint qu'elle
pouvait disposer de cinq cent mille francs. Cette
pensée la fit sourire ; un projet bizarre, hardi,
tout féminin, presque aussi fou que Croisilles lui-

même, lui traversa l'esprit ; elle berça quelque temps son idée dans sa tête, puis se décida à l'exécuter.

Elle commença par s'enquérir si Croisilles n'avait pas quelque parent ou quelque ami ; la femme de chambre fut mise en campagne. Tout bien examiné, on découvrit, au quatrième étage d'une vieille maison, une tante à demi perclue, qui ne bougeait jamais de son fauteuil, et qui n'était pas sortie depuis quatre ou cinq ans. Cette pauvre femme, fort âgée, semblait avoir été mise ou plutôt laissée au monde comme un échantillon des misères humaines. Aveugle, goutteuse, presque sourde, elle vivait seule dans un grenier ; mais une gaieté plus forte que le malheur et la maladie la soutenait à quatre-vingts ans et lui faisait encore aimer la vie ; ses voisins ne passaient jamais devant sa porte sans entrer chez elle, et les airs surannés qu'elle fredonnait égayaient toutes les filles du quartier. Elle possédait une petite rente viagère qui suffisait à l'entretenir ; tant que durait le jour, elle tricotait ; pour le reste, elle ne savait pas ce qui s'était passé depuis la mort de Louis XIV.

Ce fut chez cette respectable personne que Julie se fit conduire en secret. Elle se mit pour cela dans tous ses atours : plumes, dentelles, rubans, diamants, rien ne fut épargné : elle voulait séduire ; mais sa vraie beauté en cette circonstance fut le caprice qui l'entraînait. Elle monta l'escalier raide et obscur qui menait chez la bonne dame, et, après le salut le plus gracieux, elle parla à peu près ainsi :

— Vous avez, madame, un neveu nommé Croisilles, qui m'aime et qui a demandé ma main ; je l'aime aussi et voudrais l'épouser ; mais mon père, M. Godeau, fermier général de cette ville, refuse de nous marier, parce que votre neveu n'est pas riche. Je ne voudrais pour rien au monde être l'occasion d'un scandale, ni causer de la peine à personne ; je ne saurais donc avoir la pensée de disposer de moi sans le consentement de ma famille. Je viens vous demander une grâce que je vous supplie de m'accorder ; il faudrait que vous vinssiez vous-même proposer ce mariage à mon père. J'ai, grâce à Dieu, une petite fortune qui est toute à votre service ; vous prendrez, quand il vous plaira, cinq cent mille francs chez mon notaire ; vous direz que cette somme appartient à votre neveu, et elle lui appartient en effet ; ce n'est point un présent que je veux lui faire, c'est une dette que je lui paye, car je suis cause de la ruine de Croisilles, et il est juste que je la répare. Mon père ne cédera pas aisément ; il faudra que vous insistiez et que vous ayez un peu de courage ; je n'en manquerai pas de mon côté. Comme personne au monde, excepté moi, n'a de droits sur la somme dont je vous parle, personne ne saura jamais de quelle manière elle aura passé entre vos mains. Vous n'êtes pas très riche non plus, je le sais, et vous pouvez craindre qu'on ne s'étonne de vous voir doter ainsi votre neveu ; mais songez que mon père ne vous connaît pas, que vous vous

montrez fort peu dans la ville, et par conséquent il
vous sera facile de feindre que vous arrivez de quelque voyage. Cette démarche vous coûtera sans
doute, il faudra quitter votre fauteuil et prendre un
peu de peine; mais vous ferez deux heureux, madame, et, si vous avez jamais connu l'amour, j'espère que vous ne me refuserez pas.

La bonne dame, pendant ce discours, avait été
tour à tour surprise, inquiète, attendrie et charmée.
Le dernier mot la persuada.

— Oui, mon enfant, répéta-t-elle plusieurs fois, je
sais ce que c'est, je sais ce que c'est!

En parlant ainsi, elle fit un effort pour se lever;
ses jambes affaiblies la soutenaient à peine; Julie
s'avança rapidement, et lui tendit la main pour
l'aider; par un mouvement presque involontaire,
elles se trouvèrent en un instant dans les bras l'une
de l'autre. Le traité fut aussitôt conclu; un cordial
baiser le scella d'avance, et toutes les confidences
nécessaires s'ensuivirent sans peine.

Toutes les explications étant faites, la bonne
dame tira de son armoire une vénérable robe de taf-
fetas qui avait été sa robe de noce. Ce meuble an-
tique n'avait pas moins de cinquante ans; mais pas
une tache, pas un grain de poussière ne l'avait dé-
floré; Julie en fut dans l'admiration. On envoya
chercher un carrosse de louage, le plus beau qui fût
dans toute la ville. La bonne dame prépara le discours qu'elle devait tenir à M. Godeau; Julie lui apprit de quelle façon il fallait toucher le cœur de son

4.

père, et n'hésita pas à avouer que la vanité était son
côté vulnérable.

— Si vous pouviez imaginer, dit-elle, un moyen
de flatter ce penchant, nous aurions partie gagnée.

La bonne dame réfléchit profondément, acheva
sa toilette sans mot dire, serra la main de sa future
nièce, et monta en voiture. Elle arriva bientôt à
l'hôtel Godeau ; là, elle se redressa si bien en entrant,
qu'elle semblait rajeunie de dix ans. Elle traversa
majestueusement le salon où était tombé le bouquet
de Julie, et, quand la porte du boudoir s'ouvrit, elle
dit d'une voix ferme au laquais qui la précédait :

— Annoncez la baronne douairière de Croisilles.

Ce mot décida du bonheur des deux amants ;
M. Godeau en fut ébloui. Bien que les cinq cent mille
francs lui semblassent peu de chose, il consentit à
tout pour faire de sa fille une baronne, et elle le fut ;
qui eût osé lui en contester le titre ? A mon avis,
elle l'avait bien gagné.

FIN DE CROISILLES

PIERRE ET CAMILLE

I

Le chevalier des Arcis, officier de cavalerie, avait quitté le service en 1760. Bien qu'il fût jeune encore, et que sa fortune lui permît de paraître avantageusement à la cour, il s'était lassé de bonne heure de la vie de garçon et des plaisirs de Paris. Il se retira près du Mans, dans une jolie maison de campagne. Là, au bout de peu de temps, la solitude, qui lui avait d'abord été agréable, lui sembla pénible. Il sentit qu'il lui était difficile de rompre tout à coup avec les habitudes de sa jeunesse. Il ne se repentit pas d'avoir quitté le monde, mais ne pouvant se résoudre à vivre seul, il prit le parti de se marier, et de trouver, s'il était possible, une femme qui partageât son goût pour le repos et pour la vie sédentaire qu'il était décidé à mener.

Il ne voulait point que sa femme fût belle ; il ne la voulait pas laide, non plus ; il désirait qu'elle eût de l'instruction et de l'intelligence avec le moins d'esprit possible ; ce qu'il recherchait par-dessus tout, c'était de la gaieté et une humeur égale, qu'il regardait, dans une femme, comme les premières des qualités.

La fille d'un négociant retiré, qui demeurait dans le voisinage, lui plut. Comme le chevalier ne dépendait de personne, il ne s'arrêta pas à la distance qu'il y avait entre un gentilhomme et la fille d'un marchand. Il adressa à la famille une demande qui fut accueillie avec empressement. Il fit sa cour pendant quelques mois, et le mariage fut conclu.

Jamais alliance ne fut formée sous de meilleurs et de plus heureux auspices. A mesure qu'il connut mieux sa femme, le chevalier découvrit en elle de nouvelles qualités et une douceur de caractère inaltérable. Elle, de son côté, se prit pour son mari d'un amour extrême. Elle ne vivait qu'en lui, ne songeait qu'à lui complaire, et, bien loin de regretter les plaisirs de son âge qu'elle lui sacrifiait, elle souhaitait que son existence entière pût s'écouler dans une solitude qui, de jour en jour, lui devenait plus chère.

Cette solitude n'était cependant pas complète. Quelques voyages à la ville, la visite régulière de quelques amis, y faisaient diversion de temps en temps. Le chevalier ne refusait pas de voir fréquemment les parents de sa femme, en sorte qu'il semblait à celle-ci qu'elle n'eût pas quitté la maison paternelle. Elle sortait souvent des bras de son mari pour se retrouver dans ceux de sa mère, et jouissait ainsi d'une faveur que la Providence accorde à bien peu de gens; car il est rare qu'un bonheur nouveau ne détruise pas un ancien bonheur.

M. des Arcis n'avait pas moins de douceur et de bonté que sa femme; mais les passions de sa jeunesse, l'expérience qu'il paraissait avoir faite des choses de ce monde, lui donnaient parfois de la mélancolie. Cécile (ainsi se nommait madame des Arcis) respectait religieusement ces moments de tristesse. Quoiqu'il n'y eût en elle, à ce sujet, ni réflexion ni calcul, son cœur l'avertissait aisément de ne pas se plaindre de ces légers nuages qui détruisent tout dès qu'on les regarde, et qui ne sont rien quand on les laisse passer.

La famille de Cécile était composée de bonnes gens, marchands enrichis par le travail, et dont la vieillesse était, pour ainsi dire, un perpétuel dimanche. Le chevalier aimait cette gaieté du repos, achetée par la peine, et y prenait part volontiers. Fatigué des mœurs de Versailles et même des soupers de mademoiselle Quinault, il se plaisait à ces façons un peu bruyantes, mais franches et nouvelles pour lui. Cécile avait un oncle, excellent homme, meilleur convive encore, qui s'appelait Giraud. Il avait été maître maçon, puis il était devenu peu à peu architecte; à tout cela, il avait gagné une vingtaine de mille livres de rente. La maison du chevalier était fort à son goût, et il y était toujours bien reçu, quoiqu'il y arrivât quelquefois couvert de plâtre et de poussière ; car, en dépit des ans et de ses vingt mille livres, il ne pouvait se tenir de grimper sur les toits et de manier la truelle. Quand il avait bu quelques coups de champagne, il fallait qu'il pérorât au dessert : « Vous êtes heureux, mon neveu, disait-il souvent au chevalier, vous êtes riche, jeune, vous avez une bonne petite femme, une maison pas trop mal bâtie ; il ne vous manque rien, il n'y a rien à dire ; tant pis pour le voisin s'il s'en plaint. Je vous dis et répète que vous êtes heureux. »

Un jour, Cécile, entendant ces mots, et se penchant vers son mari :

— N'est-ce pas, lui dit-elle, qu'il faut que ce soit un peu vrai, pour que tu te le laisses dire en face ?

Madame des Arcis, au bout de quelque temps, reconnut qu'elle était enceinte. Il y avait derrière la maison une petite colline d'où l'on découvrait tout le domaine. Les deux époux s'y promenaient souvent ensemble. Un soir qu'ils y étaient assis sur l'herbe :

— Tu n'as pas contredit mon oncle l'autre jour, dit Cécile. Penses-tu cependant qu'il eût tout à fait raison ? Es-tu parfaitement heureux ?

— Autant qu'un homme peut l'être, répondit le chevalier, et je ne vois rien qui puisse ajouter à mon bonheur.

— Je suis donc plus ambitieuse que toi, reprit

Cécile, car il me serait aisé de te citer quelque chose qui nous manque ici, et qui nous est absolument nécessaire

Le chevalier crut qu'il s'agissait de quelque bagatelle, et qu'elle voulait prendre un détour pour lui confier un caprice de femme. Il fit, en plaisantant, mille conjectures, et à chaque question, les rires de Cécile redoublaient. Tout en badinant ainsi, ils s'étaient levés et ils descendaient la colline. M. des Arcis doubla le pas, et, invité par la pente rapide, il allait entraîner sa femme, lorsque celle-ci s'arrêta, et s'appuyant sur l'épaule du chevalier.

—Prends garde, mon ami, lui dit-elle, ne me fais pas marcher si vite. Tu cherchais bien loin ce que je te demandais ; nous l'avons là sous mes paniers.

Presque tous leurs entretiens, à compter de ce jour, n'eurent plus qu'un sujet ; ils ne parlaient que de leur enfant, des soins à lui donner, de la manière dont ils l'élèveraient, des projets qu'ils formaient déjà pour son avenir. Le chevalier voulut que sa femme prît toutes les précautions possibles pour conserver le trésor qu'elle portait. Il redoubla pour elle d'attentions et d'amour ; et tout le temps que dura la grossesse de Cécile ne fut qu'une longue et délicieuse ivresse, pleine des plus douces espérances.

Le terme fixé par la nature arriva ; un enfant vint au monde, beau comme le jour. C'était une fille, qu'on appela Camille. Malgré l'usage général et contre l'avis même des médecins, Cécile voulut la nourrir elle-même. Son orgueil maternel était si flatté de la beauté de sa fille, qu'il fut impossible de l'en séparer; il était vrai que l'on n'avait vu que bien rarement à un enfant nouveau-né des traits aussi réguliers et aussi remarquables; ses yeux surtout, lorsqu'ils s'ouvrirent à la lumière, brillèrent d'un éclat extraordinaire. Cécile, qui avait été élevée au couvent, était extrêmement pieuse. Ses premiers pas, dès qu'elle put se lever, furent pour aller à l'église rendre grâce à Dieu.

Cependant, l'enfant commença à prendre des forces et à se développer. A mesure qu'elle grandissait, on fut surpris de lui voir garder une immobilité étrange. Aucun bruit ne semblait la frapper ; elle était insensible à ces mille discours que les mères adressent à leurs nourrissons ; tandis qu'on chantait en la berçant, elle restait les yeux fixes et ouverts, regardant avidement la clarté de la lampe, et ne paraissant rien entendre. Un jour qu'elle était endormie, une servante renversa un meuble ; la mère accourut aussitôt, et vit avec étonnement que l'enfant ne s'était pas réveillée. Le chevalier fut effrayé de ces indices trop clairs pour qu'on pût s'y tromper. Dès qu'il les eut observés avec attention, il comprit à quel malheur sa fille était condamnée. La mère voulut en vain s'abuser, et, par tous les moyens imaginables, détourner les craintes de son mari. Le médecin fut appelé, et l'examen ne fut ni long ni difficile. On reconnut que la pauvre Camille était privée de l'ouïe, et par conséquent de la parole.

II

La première pensée de la mère avait été de demander si le mal était sans remède, et on lui
avait répondu qu'il y avait des exemples de gué-
rison. Pendant un an, malgré l'évidence, elle con-
serva quelque espoir ; mais toutes les ressources
de l'art échouèrent, et, après les avoir épuisées,
il fallut enfin y renoncer.

Malheureusement à cette époque, où tant de
préjugés furent détruits et remplacés, il en exis-
tait un impitoyable contre ces pauvres créatures
qu'on appelle sourds-muets. De nobles esprits,
des savants distingués ou des hommes seulement
poussés par un sentiment charitable, avaient, il
est vrai, dès longtemps protesté contre cette
barbarie. Chose bizarre, c'est un moine espagnol
qui, le premier, au seizième siècle, a deviné et
essayé cette tâche, crue alors impossible, d'apprendre aux muets à parler sans parole. Son exemple
avait été suivi en Italie, en Angleterre et en France,
à différentes reprises. Bonnet, Wallis, Bulwer,
Van Helmont, avaient mis au jour des ouvrages
importants, mais l'intention chez eux avait été
meilleure que l'effet ; un peu de bien avait été
opéré çà et là, à l'insu du monde, presque au
hasard, sans aucun fruit. Partout, même à Paris,

5

au sein de la civilisation la plus avancée, les sourds-muets étaient regardés comme une espèce d'êtres à part, marqués du sceau de la colère céleste. Privés de la parole, on leur refusait la pensée. Le cloître pour ceux qui naissaient riches, l'abandon pour les pauvres, tel était leur sort; ils inspiraient plus d'horreur que de pitié.

Le chevalier tomba peu à peu dans le plus profond chagrin. Il passait la plus grande partie du jour, seul, enfermé dans son cabinet, ou se promenait dans les bois. Il s'efforçait, lorsqu'il voyait sa femme, de montrer un visage tranquille, et tentait de la consoler, mais en vain. Madame des Arcis, de son côté, n'était pas moins triste. Un malheur mérité peut faire verser des larmes, presque toujours tardives et inutiles; mais un malheur sans motif accable la raison, en décourageant la piété.

Ces deux nouveaux mariés, faits pour s'aimer, et qui s'aimaient, commencèrent ainsi à se voir avec peine et à s'éviter dans les mêmes allées où ils venaient de se parler d'un espoir si prochain, si tranquille et si pur. Le chevalier, en s'exilant volontairement dans sa maison de campagne, n'avait pensé qu'au repos; le bonheur avait semblé l'y surprendre. Madame des Arcis n'avait fait qu'un mariage de raison; l'amour était venu, il était réciproque. Un obstacle terrible se plaçait tout à coup entre eux, et cet obstacle était précisément l'objet même qui eût dû être un lien sacré.

Ce qui causa cette séparation soudaine et tacite,

plus affreuse qu'un divorce, et plus cruelle qu'une mort lente, c'est que la mère, en dépit du malheur, aimait son enfant avec passion, tandis que le chevalier, quoi qu'il voulût faire, malgré sa patience et sa bonté, ne pouvait vaincre l'horreur que lui inspirait cette malédiction de Dieu tombée sur lui.

— Pourrais-je donc haïr ma fille? se demandait-il souvent durant ses promenades solitaires. Est-ce sa faute si la colère du ciel l'a frappée? Ne devrais-je pas uniquement la plaindre, chercher à adoucir la douleur de ma femme, cacher ce que je souffre, veiller sur mon enfant? A quelle triste existence est-elle réservée, si moi, son père, je l'abandonne? que deviendra-t-elle? Dieu me l'envoie ainsi; c'est à moi de me résigner. Qui en prendra soin? qui l'élèvera? qui la protégera? Elle n'a au monde que sa mère et moi; elle ne trouvera pas un mari, et elle n'aura jamais ni frère ni sœur; c'est assez d'une malheureuse de plus au monde. Sous peine de manquer de cœur, je dois consacrer ma vie à lui faire supporter la sienne.

Ainsi pensait le chevalier, puis il rentrait à la maison avec la ferme intention de remplir ses devoirs de père et de mari; il trouvait son enfant dans les bras de sa femme, il s'agenouillait devant eux, prenait les mains de Cécile entre les siennes : on lui avait parlé, disait-il, d'un médecin célèbre, qu'il allait faire venir; rien n'était encore décidé; on avait vu des cures merveilleuses. En parlant ainsi, il soulevait sa fille entre ses bras et la promenait par la

chambre ; mais d'affreuses pensées le saisissaient
malgré lui ; l'idée de l'avenir, la vue de ce silence,
de cet être inachevé, dont les sens étaient fermés,
la réprobation, le dégoût, la pitié, le mépris du
monde, l'accablaient. Son visage pâlissait, ses mains
tremblaient ; il rendait l'enfant à sa mère, et se
détournait pour cacher ses larmes.

C'est dans ces moments que madame des Arcis
serrait sa fille sur son cœur avec une sorte de tendresse désespérée, et ce plein regard de l'amour
maternel, le plus violent et le plus fier de tous. Jamais elle ne faisait entendre une plainte ; elle se
retirait dans sa chambre, posait Camille dans son
berceau, et passait des heures entières, muette
comme elle, à la regarder.

Cette espèce d'exaltation sombre et passionnée
devint si forte, qu'il n'était pas rare de voir madame des Arcis garder le silence le plus absolu pendant des journées. On lui adressait en vain la parole. Il semblait qu'elle voulût savoir par elle-même
ce que c'était que cette nuit de l'esprit dans laquelle
sa fille devait vivre.

Elle parlait par signes à l'enfant et savait seule
se faire comprendre. Les autres personnes de la
maison, le chevalier lui-même, semblaient étrangers à Camille. La mère de madame des Arcis,
femme d'un esprit assez vulgaire, ne venait guère
à Chardonneux (ainsi se nommait la terre du chevalier) que pour déplorer le malheur arrivé à son
gendre et à sa chère Cécile. Croyant faire preuve de

sensibilité, elle s'apitoyait sans relâche sur le triste
sort de cette pauvre enfant, et il lui échappa de dire
un jour : — Mieux eût valu pour elle ne pas être
née. — Qu'auriez-vous donc fait si j'étais ainsi?
répliqua Cécile presque avec l'accent de la colère.

L'oncle Giraud, le maître maçon, ne trouvait pas
grand mal à ce que sa petite nièce fût muette : — J'ai
eu, disait-il, une femme si bavarde, que je regarde
toute chose au monde, n'importe laquelle, comme
préférable. Cette petite-là est sûre d'avance de ne
jamais tenir de mauvais propos, ni d'en écouter,
de ne pas impatienter toute une maison en chantant de vieux airs d'opéra, qui sont tous pareils; elle
ne sera pas querelleuse, elle ne dira pas d'injures
aux servantes, comme ma femme n'y manquait jamais ; elle ne s'éveillera pas si son mari tousse, ou
bien s'il se lève plus tôt qu'elle pour surveiller ses
ouvriers ; elle ne rêvera pas tout haut, elle sera
discrète; elle y verra clair, les sourds ont de bons
yeux ; elle pourra régler un mémoire, quand elle ne
ferait que compter sur ses doigts, et payer, si elle a
de l'argent, mais sans chicaner comme les proprié-
taires à propos de la moindre bâtisse ; elle saura
d'elle-même une chose très-bonne qui ne s'apprend
d'ordinaire que difficilement, c'est qu'il vaut mieux
faire que dire ; si elle a le cœur à sa place, on le
verra sans qu'elle ait besoin de se mettre du miel
au bout de la langue. Elle ne rira pas en compagnie, c'est vrai ; mais elle n'entendra pas, à dîner,
les rabat-joie qui font des périodes ; elle sera jolie,

elle aura de l'esprit, elle ne fera pas de bruit ; elle ne sera pas obligée, comme un aveugle, d'avoir un caniche pour se promener. Ma foi, si j'étais jeune, je l'épouserais très bien, quand elle sera grande ; et aujourd'hui que je suis vieux et sans enfants, je la prendrais très bien chez nous comme ma fille, si par hasard elle vous ennuyait.

Lorsque l'oncle Giraud tenait de pareils discours, un peu de gaieté rapprochait par instants M. des Arcis de sa femme. Ils ne pouvaient s'empêcher de sourire tous deux à cette bonhomie un peu brusque, mais respectable, et surtout bienfaisante, ne voulant voir le mal nulle part. Mais le mal était là ; tout le reste de la famille regardait avec des yeux effrayés et curieux ce malheur, qui était une rareté. Quand ils venaient en carriole du gué de Mauny, ces braves gens se mettaient en cercle avant dîner, tâchant de voir et de raisonner, examinant tout d'un air d'intérêt, prenant un visage composé, se consultant tout bas pour savoir quoi dire, tentant quelquefois de détourner la pensée commune par une grosse remarque sur un fétu. La mère restait devant eux, sa fille sur ses genoux, sa gorge découverte, quelques gouttes de lait coulant encore. Si Raphaël eût été de la famille, la Vierge à la Chaise aurait pu avoir une sœur ; madame des Arcis ne s'en doutait pas, et en était d'autant plus belle.

III

La petite fille devenait grande ; la nature remplissait tristement sa tâche, mais fidèlement. Camille n'avait que ses yeux au service de son âme ; ses premiers gestes furent, comme l'avaient été ses premiers regards, dirigés vers la lumière. Le plus pâle rayon de soleil lui causait des transports de joie.

Lorsqu'elle commença à se tenir debout et à marcher, une curiosité très-marquée lui fit examiner et toucher tous les objets qui l'environnaient, avec une délicatesse mêlée de crainte et de plaisir, qui tenait de la vivacité de l'enfant, et déjà de la pudeur de la femme. Son premier mouvement était de courir vers tout ce qui lui était nouveau, comme pour le saisir et s'en emparer ; mais elle se retournait presque toujours à moitié chemin en regardant sa mère, comme pour la consulter. Elle ressemblait alors à l'hermine, qui, dit-on, s'arrête et renonce à la route qu'elle voulait suivre, si elle voit qu'un peu de fange ou de gravier pourrait tacher sa fourrure.

Quelques enfants du voisinage venaient jouer avec Camille dans le jardin. C'était une chose étrange que la manière dont elle les regardait parler. Ces enfants, à peu près du même âge qu'elle, essayaient, bien entendu, de répéter des mots estropiés par leurs bonnes, et tâchaient, en ouvrant les lèvres, d'exercer leur intelligence au moyen d'un bruit qui ne semblait qu'un mouvement à la pauvre fille. Souvent, pour prouver qu'elle avait compris, elle étendait les mains vers ses petites compagnes, qui, de leur côté, reculaient effrayées devant cette autre expression de leur propre pensée.

Madame des Arcis ne quittait pas sa fille. Elle observait avec anxiété les moindres actions, les moindres signes de vie de Camille. Si elle eût pu deviner que l'abbé de l'Épée allait bientôt venir et apporter la lumière dans ce monde de ténèbres, quelle n'eût pas été sa joie! Mais elle ne pouvait rien, et demeurait sans force contre ce mal du hasard, que le courage et la piété d'un homme allaient détruire. Singulière chose qu'un prêtre en voie plus qu'une mère, et que l'esprit, qui discerne, trouve ce qui manque au cœur qui souffre.

Quand les petites amies de Camille furent en âge de recevoir les premières instructions d'une gouvernante, la pauvre enfant commença à témoigner une très grande tristesse de ce qu'on n'en faisait pas autant pour elle que pour les autres. Il y avait chez un voisin une vieille institutrice anglaise qui faisait épeler à grand'peine un enfant et le traitait sévèrement. Camille assistait à la leçon, regardait avec étonnement son petit camarade, suivant des yeux ses efforts, et tâchant, pour ainsi dire, de l'aider; elle pleurait avec lui lorsqu'il était grondé.

Les leçons de musique furent pour elle le sujet

d'une peine bien plus vive. Debout près du piano,
elle raidissait et remuait ses petits doigts en regardant la maîtresse de tous ses grands yeux, qui
étaient très noirs et très beaux. Elle semblait demander ce qui se faisait là, et frappait quelquefois
sur les touches d'une façon en même temps douce
et irritée.

L'impression que les êtres ou les objets exté-
rieurs produisaient sur les autres enfants ne paraissait pas la surprendre. Elle observait les choses et
s'en souvenait comme eux. Mais lorsqu'elle les
voyait se montrer du doigt ces mêmes objets et
échanger entre eux ce mouvement des lèvres qui
était inintelligible, alors recommençait son chagrin.
Elle se retirait dans un coin, et avec une pierre ou
un morceau de bois, elle traçait presque machina-
lement sur le sable quelques lettres majuscules
qu'elle avait vu épeler à d'autres, et qu'elle consi-
dérait attentivement.

La prière du soir, que le voisin faisait faire régulièrement à ses enfants tous les jours. était pour Camille une énigme qui ressemblait à un mystère. Elle
s'agenouillait avec ses amies et joignait les mains
sans savoir pourquoi. Le chevalier voyait en cela une
profanation : Otez-moi cette petite, disait-il, épar-
gnez-moi cette singerie. — Je prends sur moi d'en
demander pardon à Dieu, répondit un jour la mère.

Camille donna de bonne heure des signes de cette
bizarre faculté que les Écossais appellent la double
vue, que les partisans du magnétisme veulent faire

admettre, et que les médecins rangent, la plupart du temps, au nombre des maladies. La petite sourde et muette sentait venir ceux qu'elle aimait, et allait souvent au-devant d'eux, sans que rien eût pu avertir de leur arrivée.

Non-seulement les autres enfants ne s'approchaient d'elle qu'avec une certaine crainte, mais ils l'évitaient quelquefois d'un air de mépris. Il arrivait que l'un d'eux, avec ce manque de pitié dont parle La Fontaine, vînt lui parler longtemps en la regardant en face et en riant, lui demandant de répondre, Ces petites rondes des enfants, qui se danseront tant qu'il y aura de petites jambes, Camille les regardait à la promenade, déjà à demi jeune fille, et quand venait le vieux refrain :

> Entrez dans la danse,
> Voyez comme on danse..,

seule à l'écart, appuyée sur un banc, elle suivait la mesure, en balançant sa jolie tête, sans essayer de se mêler au groupe, mais avec assez de tristesse et de géntillesse pour faire pitié.

L'une des plus grandes tâches qu'essaya cet esprit maltraité fut de vouloir compter avec une petite voisine qui apprenait l'arithmétique. Il s'agissait d'un calcul fort aisé et fort court. La voisine se débattait contre quelques chiffres un peu embrouillés. Le total ne se montait guère à plus de douze ou quinze unités. La voisine comptait sur ses doigts. Camille, comprenant qu'on se trompait, et vou-

laut aider, étendit ses deux mains ouvertes. On
lui avait donné, à elle aussi, les premières et
les plus simples notions; elle savait que deux et
deux font quatre. Un animal intelligent, un oiseau
même, compte d'une façon ou d'une autre, que
nous ne savons pas, jusqu'à deux ou trois. Une
pie, dit-on, a compté jusqu'à cinq. Camille, dans
cette circonstance, aurait eu à compter plus loin.
Ses mains n'allaient que jusqu'à dix. Elle les tenait ouvertes devant sa petite amie avec un air si
plein de bonne volonté qu'on l'eût prise pour un
honnête homme qui ne peut pas payer.

La coquetterie se montre de bonne heure chez
les femmes : Camille n'en donnait aucun indice. —
C'est pourtant drôle, disait le chevalier, qu'une
petite fille ne comprenne pas un bonnet! A de pareils propos, madame des Arcis souriait tristement.
—Elle est pourtant belle! disait-elle à son mari; et
en même temps, avec douceur, elle poussait un peu
Camille pour la faire marcher devant son père, afin
qu'il vît mieux sa taille, qui commençait à se former,
et sa démarche encore enfantine, qui était charmante.

A mesure qu'elle avançait en âge, Camille se prit
de passion, non pour la religion, qu'elle neconnais-
sait pas, mais pour les églises, qu'elle voyait. Peut-
être avait-elle dans l'âme cet instinct invincible qui
fait qu'un enfant de dix ans conçoit et garde le projet de prendre une robe de laine, de chercher ce qui
est pauvre et ce qui souffre, et de passer ainsi toute

sa vie. Il mourra bien des indifférents et même des
philosophes avant que l'un d'eux explique une pareille fantaisie, mais elle existe.

« Lorsque j'étais enfant, je ne voyais pas Dieu, je
ne voyais que le ciel, » est certainement un mot sublime, écrit, comme on sait, par un sourd-muet.
Camille était bien loin de tant de force. L'image
grossière de la Vierge, badigeonnée de blanc de
céruse, sur un fond de plâtre frotté de bleu, à peu
près comme l'enseigne d'une boutique ; un enfant
de chœur de province, dont un vieux surplis couvrait la soutane, et dont la voix faible et argentine
faisait tristement vibrer les carreaux, sans que Camille en pût rien entendre ; la démarche du suisse,
les airs du bedeau — qui sait ce qui fait lever le.
yeux à un enfant? Mais qu'importe, dès que ces
yeux se lèvent?

IV

— Elle est pourtant belle! se répétait le chevalier,
et Camille l'était en effet. Dans le parfait ovale d'un
visage régulier, sur des traits d'une pureté et d'une
fraîcheur admirables, brillait, pour ainsi dire, la
clarté d'un bon cœur. Camille était petite, non
point pâle, mais très blanche, avec de longs cheveux
noirs. Gaie, active, elle suivait son naturel ; triste
avec douceur et presque avec nonchalance, dès

que le malheur venait la toucher ; pleine de grâce
dans tous ses mouvements, d'esprit et quelquefois
d'énergie dans sa petite pantomime, singulièrement
industrieuse à se faire entendre, vive à comprendre,
toujours obéissante dès qu'elle avait compris. Le
chevalier restait aussi parfois, comme madame des
Arcis, à regarder sa fille sans parler. Tant de grâce
et de beauté, joints à tant de malheur et d'horreur,
était près de lui troubler l'esprit ; on le vit embrasser souvent Camille avec une sorte de transport, en
disant tout haut : Je ne suis cependant pas un
méchant homme !

Il y avait une allée dans le bois, au fond du jardin,
où le chevalier avait l'habitude de se promener après
le déjeuner. De la fenêtre de sa chambre, madame
des Arcis voyait son mari aller et venir derrière les
arbres. Elle n'osait guère l'y aller retrouver. Elle regardait, avec un chagrin plein d'amertume, cet
homme qui avait été pour elle plutôt un amant
qu'un époux, dont elle n'avait jamais reçu un reproche, à qui elle n'en avait jamais eu un seul à
faire, et qui n'avait plus le courage de l'aimer parce
qu'elle était mère.

Elle se hasarda pourtant un matin. Elle descendit
en peignoir, belle comme un ange, le cœur palpitant ; il s'agissait d'un bal d'enfants qui devait avoir
lieu dans un château voisin. Madame des Arcis
voulait y mener Camille. Elle voulait voir l'effet que
pourrait produire sur le monde et sur son mari la
beauté de sa fille. Elle avait passé des nuits sans

sommeil à chercher quelle robe elle lui mettrait;
elle avait formé, sur ce projet, les plus douces
espérances : — Il faudra bien, se disait-elle, qu'il
en soit fier et qu'on en soit jaloux, une fois pour
toutes, de cette pauvre petite. Elle ne dira rien,
mais elle sera la plus belle.

Dès que le chevalier vit sa femme venir à lui, il
s'avança au-devant d'elle, et lui prit la main, qu'il
baisa avec un respect et une galanterie qui lui venaient de Versailles, et dont il ne s'écartait jamais,
malgré sa bonhomie naturelle. Ils commencèrent
par échanger quelques mots insignifiants, puis ils se
mirent à marcher l'un à côté de l'autre.

Madame des Arcis cherchait de quelle manière
elle proposerait à son mari de la laisser mener sa
fille au bal, et de rompre ainsi une détermination
qu'il avait prise depuis la naissance de Camille, celle
de ne plus voir le monde. La seule pensée d'exposer
son malheur aux yeux des indifférents ou des mal-
veillants mettait le chevalier presque hors de lui. Il
avait annoncé formellement sa volonté sur ce sujet.
Il fallait donc que madame des Arcis trouvât un
biais, un prétexte quelconque, non-seulement pour
exécuter son dessein, mais pour en parler.

Pendant ce temps-là, le chevalier paraissait réfléchir beaucoup de son côté. Il fut le premier à rompre
le silence. Une affaire survenue à un de ses parents,
dit-il à sa femme, venait d'occasionner de grands
dérangements de fortune dans sa famille; il était
important pour lui de surveiller les gens chargés de

mesures à prendre; ses intérêts, et par conséquent
ceux de madame des Arcis elle-même, couraient le
risque d'être compromis faute de soin. Bref, il
annonça qu'il était obligé de faire un court voyage
en Hollande, où il devait s'entendre avec son banquier; il ajouta que l'affaire était extrêmement
pressée, et qu'il comptait partir dès le lendemain
matin.

Il n'était que trop facile à madame des Arcis de
comprendre le motif de ce voyage. Le chevalier
était bien éloigné de songer à abandonner sa femme;
mais, en dépit de lui-même, il éprouvait un besoin
irrésistible de s'isoler tout à fait pendant quelque
temps, ne fût-ce que pour revenir plus tranquille.
Toute vraie douleur donne, la plupart du temps, ce
besoin de solitude à l'homme, comme la souffrance
physique aux animaux.

Madame des Arcis fut d'abord tellement surprise,
qu'elle ne répondit que par ces phrases banales
qu'on a toujours sur les lèvres quand on ne peut pas
dire ce qu'on pense: elle trouvait ce voyage tout
simple; le chevalier avait raison, elle reconnaissait
l'importance de cette démarche, et ne s'y opposait
en aucune façon. Tandis qu'elle parlait, la douleur
lui serrait le cœur; elle dit qu'elle se trouvait lasse,
et s'assit sur un banc.

Là, elle resta plongée dans une rêverie profonde,
les regards fixes, les mains pendantes. Madame des
Arcis n'avait connu jusqu'alors ni grande joie ni
grands plaisirs. Sans être une femme d'un esprit

élevé, elle sentait assez fortement et elle était d'une
famille assez commune pour avoir quelque peu souffert. Son mariage avait été pour elle un bonheur tout
à fait imprévu, tout à fait nouveau; un éclair avait
brillé devant ses yeux au milieu de longues et
froides journées, maintenant la nuit la saisissait.

Elle demeura longtemps pensive. Le chevalier détournait les yeux, et semblait impatient de rentrer
à la maison. Il se levait et se rasseyait. Madame des
Arcis se leva aussi enfin, prit le bras de son mari;
ils rentrèrent ensemble.

L'heure du dîner venue, madame des Arcis fit
dire qu'elle se trouvait malade et qu'elle ne descen-
drait pas. Dans sa chambre était un prie-Dieu où elle
resta à genoux jusqu'au soir. Sa femme de chambre
entra plusieurs fois, ayant reçu du chevalier l'ordre
secret de veiller sur elle; elle ne répondit pas à ce
qu'on lui disait. Vers huit heures du soir elle sonna,
demanda la robe commandée à l'avance pour sa fille,
et qu'on mît le cheval à la voiture. Elle fit avertir
en même temps le chevalier qu'elle allait au bal, et
qu'elle souhaitait qu'il l'y accompagnât.

Camille avait la taille d'un enfant, mais la plus
svelte et la plus légère. Sur ce corps bien-aimé, dont
les contours commençaient à se dessiner, la mère
posa une petite parure simple et fraîche. Une robe
de mousseline blanche brodée, de petits souliers
de satin blanc, un collier de graines d'Amérique
sur le cou, une couronne de bluets sur la tête,
tels furent les atours de Camille, qui se mirait avec

orgueil et sautait de joie. La mère, vêtue d'une robe
de velours, comme quelqu'un qui ne veut pas danser, tenait son enfant devant une psyché, et l'embrassait coup sur coup, en répétant : Tu es belle,
tu es belle ! lorsque le chevalier monta. Madame des
Arcis, sans aucune émotion apparente, demanda à
son domestique si on avait attelé, et à son mari s'il
venait. Le chevalier donna la main à sa femme, et
l'on alla au bal.

C'était la première fois qu'on voyait Camille. On
avait beaucoup entendu parler d'elle. La curiosité
dirigea tous les regards vers la petite fille dès qu'elle
parut. On pouvait s'attendre à ce que madame des
Arcis montrât quelque embarras et quelque inquiétude ; il n'en fut rien. Après les politesses d'usage,
elle s'assit de l'air le plus calme, et tandis que chacun suivait des yeux son enfant avec une espèce
d'étonnement ou un air d'intérêt affecté, elle la laissait aller par la chambre sans paraître y songer.

Camille retrouvait là ses petites compagnes ; elle
courait tour à tour vers l'une ou vers l'autre, comme
si elle eût été au jardin. Toutes, cependant, la rece-
vaient avec réserve et avec froideur. Le chevalier,
debout à ''écart, souffrait visiblement. Ses amis vinrent à lui, vantèrent la beauté de sa fille ; des personnes étrangères, ou même inconnues, l'abordèrent
avec l'intention de lui faire compliment. Il sentait
qu'on le consolait, et ce n'était guère de son goût.
Cependant un regard auquel on ne se trompe pas, le

6

regard de tous, lui remit peu à peu quelque joie au
cœur. Après avoir parlé par gestes presque à tout le
monde, Camille était restée debout entre les genoux
de sa mère. On venait de la voir aller de côté et
d'autre; on s'attendait à quelque chose d'étrange,
ou tout au moins de curieux; elle n'avait rien fait
que de dire bonsoir aux gens avec une grande révérence, donner un petit *shake-hand* à des demoiselles
anglaises, envoyer des baisers aux mères de ses petites amies, le tout peut-être appris par cœur, mais
fait avec grâce et naïveté. Revenue tranquillement
à sa place, on commença à l'admirer. Rien, en effet,
n'était plus beau que cette enveloppe dont ne pouvait sortir cette pauvre âme. Sa taille, son visage,
ses longs cheveux bouclés, ses yeux surtout, d'un
éclat incomparable, surprenaient tout le monde. En
même temps que ses regards essayaient de tout deviner, et ses gestes de tout dire, son air réfléchi et
mélancolique prêtait à ses moindres mouvements,
à ses allures d'enfant et à ses poses, un certain aspect d'un air de grandeur; un peintre ou un sculp-
teur en eût été frappé. On s'approcha de madame
des Arcis, on l'entoura, on fit mille questions par
gestes à Camille; à l'étonnement et à la répugnance
avaient succédé une bienveillance sincère, une
franche sympathie. L'exagération, qui arrive toujours dès que le voisin parle après le voisin pour
répéter la même chose, s'en mêla bientôt. On n'avait
jamais vu un si charmant enfant; rien ne lui ressemblait, rien n'était si beau qu'elle. Camille eut

enfin un triomphe complet, auquel elle était loin
de rien comprendre.

Madame des Arcis le comprenait. Toujours calme
au dehors, elle eut ce soir-là un battement de cœur
qui lui était dû, le plus heureux, le plus pur de sa
vie. Il y eut entre elle et son mari un sourire échangé,
qui valait bien des larmes.

Cependant une jeune fille se mit au piano, et
joua une contredanse. Les enfants se prirent par
la main, se mirent en place, et commencèrent à
exécuter les pas que le maître de danse de l'endroit
leur avait appris. Les parents, d'autre part, commencèrent à se complimenter réciproquement, à
trouver charmante cette petite fête, et à se faire remarquer les uns aux autres la gentillesse de leurs
progénitures. Ce fut bientôt un grand bruit de rires
enfantins, de plaisanteries de café entre les jeunes
gens, de causeries de chiffons entre les jeunes filles,
de bavardages entre les papas, de politesses aigres-
douces entre les mamans, bref, un bal d'enfants en
province.

Le chevalier ne quittait pas des yeux sa fille, qui,
on le pense bien, n'était pas de la contredanse. Camille regardait la fête avec une attention un peu
triste. Un petit garçon vint l'inviter. Elle secoua la
tête pour toute réponse ; quelques bluets tombèrent
de sa couronne, qui n'était pas bien solide. Madame
des Arcis les ramassa, et eut bientôt réparé, avec
quelques épingles, le désordre de cette coiffure
qu'elle avait faite elle-même ; mais elle chercha vai-

nement ensuite son mari : il n'était plus dans la salle. Elle fit demander s'il était parti, et s'il avait pris la voiture. On lui répondit qu'il était retourné chez lui à pied.

V

Le chevalier avait résolu de s'éloigner sans dire adieu à sa femme. Il craignait et fuyait toute explication fâcheuse, et comme, d'ailleurs, son dessein était de revenir dans peu de temps, il crut agir plus sagement en laissant seulement une lettre. Il n'était pas tout à fait vrai que ses affaires l'appelassent en Hollande ; cependant son voyage pouvait lui être avantageux. Un de ses amis écrivit à Chardonneux pour presser son départ ; c'était un prétexte convenu. Il prit, en rentrant, le semblant d'un homme obligé de s'en aller à l'improviste. Il fit faire ses paquets en toute hâte, les envoya à la ville, monta à cheval et partit.

Une hésitation involontaire et un très grand regret s'emparèrent cependant de lui, lorsqu'il franchit le seuil de sa porte. Il craignit d'avoir obéi trop vite à un sentiment qu'il pouvait maîtriser, de faire verser à sa femme des larmes inutiles, et de ne pas trouver ailleurs le repos qu'il ôtait peut-être à sa maison : — Mais qui sait, pensa-t-il, si je ne fais pas, au contraire, une chose utile et raisonnable ? Qui sait si le chagrin

passager que pourra causer mon absence ne nous
rendra pas des jours plus heureux! Je suis frappé
d'un malheur dont Dieu seul connaît la cause ; je
m'éloigne pour quelques jours du lieu où je souffre.
Le changement, le voyage, la fatigue même, calme-
ront peut-être mes ennuis ; je vais m'occuper de
choses matérielles, importantes, nécessaires ; je reviendrai le cœur plus tranquille, plus content ; j'au-
rai réfléchi, je saurai mieux ce que j'ai à faire. — Cependant Cécile va souffrir, se disait-il au fond du
cœur. — Mais, son parti une fois pris, il continua sa
route.

Madame des Arcis avait quitté le bal vers onze
heures. Elle était montée en voiture avec sa fille, qui
s'endormit bientôt sur ses genoux. Bien qu'elle igno-
rât que le chevalier eût exécuté si promptement son
projet de voyage, elle n'en souffrait pas moins d'être
sortie seule de chez ses voisins. Ce qui n'est aux yeux
du monde qu'un manque d'égards devient une douleur sensible à qui en soupçonne le motif. Le chevalier n'avait pu supporter le spectacle public de son
malheur. La mère avait voulu montrer ce malheur
pour tâcher de le vaincre et d'en avoir raison. Elle
eût aisément pardonné à son mari un mouvement
de tristesse ou de mauvaise humeur ; mais il faut
penser qu'en province une telle manière de laisser
ainsi sa femme et sa fille est une chose presque
inouïe ; et la moindre bagatelle en pareil cas, seulement un manteau qu'on cherche, lorsque celui qui
devrait l'apporter n'est pas là, a fait quelquefois

plus de mal que tout le respect des convenances
ne saurait faire de bien.

Tandis que la voiture se traînait lentement sur
les cailloux d'un chemin vicinal nouvellement fait,
madame des Arcis, regardant sa fille endormie,
se livrait aux plus tristes pressentiments. Soute-
nant Camille, de façon à ce que les cahots ne pussent
l'éveiller, elle songeait, avec cette force que la nuit
donne à la pensée, à la fatalité qui semblait la poursuivre jusque dans cette joie légitime qu'elle venait
d'avoir à ce bal. Une étrange disposition d'esprit
la faisait se reporter tour à tour, tantôt vers son
propre passé, tantôt vers l'avenir de sa fille. — Que
va-t-il arriver? se disait-elle. Mon mari s'éloigne de
moi; s'il ne part pas aujourd'hui pour toujours, ce
sera demain; tous mes efforts, toutes mes prières
ne serviront qu'à l'importuner; son amour est
mort, sa pitié subsiste, mais son chagrin est plus
fort que lui et que moi-même. Ma fille est belle,
mais vouée au malheur, qu'y puis-je faire? que
puis-je prévoir ou empêcher? Si je m'attache à
cette pauvre enfant, comme je le dois, comme je
le fais, c'est presque renoncer à voir mon mari. Il
nous fuit, nous lui faisons horreur. Si je tentais, au
contraire, de me rapprocher de lui, si j'osais essayer de rappeler son ancien amour, ne me deman-
derait-il pas peut-être de me séparer de ma fille?
Ne pourrait-il pas se faire qu'il voulût confier Camille à des étrangers, et se délivrer d'un spectacle
qui l'afflige?

En se parlant ainsi à elle-même, madame des Arcis embrassait Camille.

— Pauvre enfant! se disait-elle ; moi, t'abandonner! moi, acheter au prix de ton repos, de ta vie peut-être, l'apparence d'un bonheur qui me fuirait à mon tour! Cesser d'être mère pour être épouse! Quand une pareille chose serait possible, ne vaut-il pas mieux mourir que d'y songer?

Puis elle revenait à ses conjectures : Que va-t-il arriver? se demandait-elle encore. Qu'ordonnera de nous la Providence? Dieu veille sur tous, il nous voit comme les autres. Que fera-t-il de nous? que deviendra cette enfant?

A quelque distance de Chardonneux, il y avait un gué à passer. Il avait beaucoup plu depuis un mois à peu près, en sorte que la rivière débordait et couvrait les prés d'alentour. Le *passeux* refusa d'abord de prendre la voiture dans son bac, et dit qu'il fallait dételer, qu'il se chargeait de traverser l'eau avec les gens et le cheval, non avec le carrosse. Madame des Arcis, pressée de revoir son mari, ne voulut pas descendre. Elle dit au cocher d'entrer dans le bac ; c'était un trajet de quelques minutes, qu'elle avait fait cent fois.

Au milieu du gué, le bateau commença à dévier, poussé par le courant. Le *passeux* demanda aide au cocher pour empêcher, disait-il, d'aller à l'écluse. Il y avait, en effet, à deux ou trois cents pas plus bas, un moulin avec une écluse, faite de soliveaux, de pieux et de planches rassemblées, mais vieille,

brisée par l'eau, et devenue une espèce de cascade,
ou plutôt de précipice. Il était clair que si l'on se
laissait entraîner jusque-là, on devait s'attendre à
un accident terrible.

Le cocher était descendu de son siège ; il aurait
voulu être bon à quelque chose, mais il n'y avait
qu'une perche dans le bac. Le *passeur*, de son côté,
faisait ce qu'il pouvait, mais la nuit était sombre ;
une petite pluie fine aveuglait ces deux hommes qui
tantôt se relayaient, tantôt réunissaient leurs forces pour couper l'eau et gagner la rive.

A mesure que le bruit de l'écluse se rapprochait
le danger devenait plus effrayant. Le bateau, lourdement chargé, et défendu contre le courant par
deux hommes vigoureux, n'allait pas vite. Lorsque
la perche était bien enfoncée et bien tenue à l'avant,
le bac s'arrêtait, allait de côté, ou tournait sur lui-
même; mais le flot était trop fort.Madame des Arcis,
qui était restée dans la voiture avec l'enfant, ouvrit
la glace avec une terreur affreuse :

— Est-ce que nous sommes perdus? s'écria-t-elle,
En ce moment la perche rompit. Les deux hommes
tombèrent dans le bateau, épuisés, et les mains
meurtries.

Le *passeur* savait nager, mais non le cocher. Il
n'y avait pas de temps à perdre :

—Père Georgeot, dit madame des Arcis au *passeur*
(c'était son nom), peux-tu me sauver, ma fille et moi?

Le père Georgeot jeta un coup d'œil sur l'eau,
puis sur la rive:

— Certainement, répondit-il en haussant les épaules, d'un air presque offensé qu'on lui adressât une pareille question.

— Que faut-il faire ? dit madame des Arcis.

— Vous mettre sur mes épaules, répliqua le *passeux*. Gardez votre robe, ça vous soutiendra. Empoignez-moi le cou à deux bras, mais n'ayez pas peur et ne vous cramponnez pas, nous serions noyés ; ne criez pas, ça vous ferait boire. Quant à la petite, je la prendrai d'une main par la taille, je nagerai de l'autre à la marinière, et je la passerai en l'air sans la mouiller. Il n'y a pas vingt-cinq brasses d'ici aux pommes de terre qui sont dans ce champ-là.

— Et Jean ? dit madame des Arcis, désignant le cocher.

— Jean boira un coup, mais il en reviendra. Qu'il aille à l'écluse et qu'il attende, je le retrouverai.

Le père Georgeot s'élança dans l'eau, chargé de son double fardeau, mais il avait trop préjugé de ses forces. Il n'était plus jeune, tant s'en fallait. La rive était plus loin qu'il ne disait, et le courant plus fort qu'il ne l'avait pensé. Il fit cependant tout ce qu'il put pour arriver à terre, mais il fut bientôt entraîné. Le tronc d'un saule couvert par l'eau, et qu'il ne pouvait voir dans les ténèbres, l'arrêta tout à coup : il s'y était violemment frappé au front. Son sang coula, sa vue s'obscurcit.

— Prenez votre fille et mettez-la sur mon cou, dit-il, ou sur le vôtre ; je n'en puis plus.

7

—Pourrais-tu la sauver si tu ne portais qu'elle?
demanda la mère.

— Je n'en sais rien, mais je crois que oui, dit le
passeux.

Madame des Arcis, pour toute réponse, ouvrit les
bras, lâcha le cou du *passeux*, et se laissa aller au
fond de l'eau.

Lorsque le *passeux* eut déposé à terre la petite Camille saine et sauve, le cocher, qui avait été tiré de
la rivière par un paysan, l'aida à chercher le corps
de madame des Arcis. On ne le trouva que le lendemain matin, près du rivage.

VI

Un an après cet événement, dans une chambre
d'un hôtel garni situé rue du Bouloi, à Paris, dans le
quartier des diligences, une jeune fille en deuil était
assise près d'une table, au coin du feu. Sur cette table
était une bouteille de vin d'ordinaire, à moitié vide,
et un verre. Un homme courbé par l'âge, mais d'une
physionomie ouverte et franche, vêtu à peu près
comme un ouvrier, se promenait à grands pas dans
la chambre. De temps en temps il s'approchait de la
jeune fille, s'arrêtait devant elle, et la regardait d'un
rir presque paternel. La jeune fille, alors, étendait
le bras, soulevait la bouteille avec un empressement
mêlé d'une sorte de répugnance involontaire, et

remplissait le verre. Le vieillard buvait un petit coup, puis recommençait à marcher, tout en gesticulant d'une façon singulière et presque ridicule, pendant que la jeune fille, souriant d'un air triste, suivait ses mouvements avec attention.

Il eût été difficile, à qui se fût trouvé là, de deviner quelles étaient ces deux personnes : l'une, immobile, froide, pareille au marbre, mais pleine de grâce et de distinction, portant sur son visage et dans ses moindres gestes plus que ce qu'on appelle ordinairement la beauté; l'autre, d'une apparence tout à fait vulgaire, les habits en désordre, le chapeau sur la tête, buvant du gros vin de cabaret, et faisant résonner sur le parquet les clous de ses souliers. C'était un étrange contraste.

Ces deux personnes étaient pourtant liées par une amitié bien vive et bien tendre. C'était Camille et l'oncle Giraud. Le digne homme était venu à Chardonneux lorsque madame des Arcis avait été portée d'abord à l'église, puis à sa dernière demeure. Sa mère étant morte et son père absent, la pauvre enfant se trouvait alors absolument seule en ce monde. Le chevalier, ayant une fois quitté sa maison, distrait par son voyage, appelé par ses affaires, et obligé de parcourir plusieurs villes de la Hollande, n'avait appris que fort tard la mort de sa femme; en sorte qu'il se passa près d'un mois, pendant lequel Camille resta, pour ainsi dire, orpheline. Il y avait bien, il est vrai, à la maison, une sorte de gouvernante, qui avait charge de veiller sur la jeune fille; mais la mère, de son vivant, ne souffrait point de partage. Cet emploi était une sinécure; la gouvernante connaissait à peine Camille, et ne pouvait lui être d'aucun secours en pareille circonstance.

La douleur de la jeune fille à la mort de sa mère avait été si violente, qu'on avait craint longtemps pour ses jours. Lorsque le corps de madame des Arcis avait été retiré de l'eau et apporté à la maison, Camille accompagnait ce cortège funèbre en poussant des cris de désespoir si déchirants que les gens du pays en avaient presque peur. Il y avait, en effet, je ne sais quoi d'effrayant dans cet être qu'on était habitué à voir muet, doux et tranquille, et qui sortait tout à coup de son silence en présence de la mort. Les sons inarticulés qui s'échappaient de ses lèvres et qu'elle seule n'entendait pas, avaient quelque chose de sauvage; ce n'étaient ni des paroles, ni des sanglots, mais une sorte de langage horrible, qui semblait inventé par la douleur. Pendant un jour et une nuit, ces cris affreux ne cessèrent de remplir la maison; Camille courait de tous côtés, s'arrachant les cheveux et frappant les murailles. On essaya en vain de l'arrêter; la force même fut inutile. Ce ne fut que la nature épuisée qui la fit enfin tomber au pied du lit où le corps de sa mère était couché.

Presque aussitôt, elle avait paru reprendre sa tranquillité accoutumée, et, pour ainsi dire, tout oublier. Elle était restée quelque temps dans un calme apparent, marchant toute la journée, au hasard, d'un pas lent et distrait, ne se refusant à aucun

des soins qu'on prenait pour elle ; on la croyait revenue à elle-même, et le médecin, qui avait été
appelé, s'y trompa comme tout le monde ; mais
une fièvre nerveuse se déclara bientôt avec les plus
graves symptômes. Il fallut veiller constamment
sur la malade ; sa raison semblait entièrement
perdue.

C'était alors que l'oncle Giraud avait pris la résolution de venir à tout prix au secours de sa nièce :
—Puisqu'elle n'a plus ni père ni mère dans ce mo-
ment-ci, avait-il dit aux gens de la maison, je me
déclare pour son oncle véritable, chargé de la soigner et d'empêcher qu'il ne lui arrive malheur. Cette
enfant m'a toujours plu ; j'ai souvent demandé à
son père de me la donner pour me faire rire. Je ne
veux pas l'en priver, c'est sa fille, mais pour l'instant je m'en empare. A son retour, je la lui rendrai fidèlement.

L'oncle Giraud n'avait pas grande foi aux médecins, par une assez bonne raison, c'est qu'il croyait
à peine aux maladies, n'ayant jamais lui-même été
malade. Une fièvre nerveuse surtout lui paraissait
une chimère, un pur dérangement d'idées, qu'un
peu de distraction devait guérir. Il s'était donc décidé à amener Camille à Paris. — Vous voyez, disait-il encore, qu'elle a du chagrin, cette enfant.
Elle ne fait que pleurer, et elle a raison ; une mère
ne vous meurt pas deux fois. Mais il ne s'agit pas
que la fille s'en aille parce que l'autre vient de partir ; il faut tâcher qu'elle pense à autre chose. On

7.

dit que Paris est très bon pour cela ; je ne connais
point Paris, moi, ni elle non plus. Ainsi donc je vais
l'y mener ; cela nous fera du bien à tous les deux.
D'ailleurs, quand ce ne serait que la route, cela ne
peut que lui être très bon. J'ai eu de la peine comme
un autre, et toutes les fois que j'ai vu sautiller devant moi la queue d'un postillon, cela m'a toujours
ragaillardi.

De cette façon, Camille et son oncle étaient venus
à Paris. Le chevalier, instruit de ce voyage par une
lettre de l'oncle Giraud, l'approuva. Au retour de
sa tournée en Hollande, il avait rapporté à Chardonneux une mélancolie tellement profonde, qu'il
lui était presque impossible de voir qui que ce fût,
même sa fille. Il semblait vouloir fuir tout être vivant, et chercher à se fuir lui-même. Presque toujours seul, à cheval dans les bois, il fatiguait son
corps outre mesure pour donner quelque repos à
son âme. Un chagrin caché, incurable le dévorait.
Il se reprochait au fond du cœur d'avoir rendu sa
femme malheureuse pendant sa vie, et d'avoir contribué à sa mort. « Si j'avais été là, se disait-il, elle
vivrait, et je devais y être. » Cette pensée, qui ne le
quittait plus, empoisonnait sa vie.

Il désirait que Camille fût heureuse ; il était prêt,
dans l'occasion, à faire pour cela les plus grands
sacrifices. Sa première idée, en revenant à Chardonneux, avait été d'essayer de remplacer près de
sa fille celle qui n'était plus, et de payer avec usure
cette dette de cœur qu'il avait contractée ; mais le

souvenir de la ressemblance de la mère et de l'enfant lui causait à l'avance une douleur intolérable. C'était en vain qu'il cherchait à se tromper sur cette douleur même, et qu'il voulait se persuader que ce serait plutôt à ses yeux une consolation, un adoucissement à sa peine, de retrouver ainsi sur un visage aimé les traits de celle qu'il pleurait sans cesse. Camille, malgré tout, était pour lui un reproche vivant, une preuve de sa faute et de son malheur, qu'il ne se sentait pas la force de supporter.

L'oncle Giraud n'en pensait pas si long. Il ne songeait qu'à égayer sa nièce et à lui rendre la vie agréable. Malheureusement ce n'était pas facile. Camille s'était laissé emmener sans résistance, mais elle ne voulait prendre part à aucun des plaisirs que le bonhomme tâchait de lui proposer. Ni promenades, ni fêtes, ni spectacles, ne pouvaient la tenter; pour toute réponse, elle montrait sa robe noire.

Le vieux maître-maçon était obstiné. Il avait loué, comme on l'a vu, un appartement garni dans une auberge des Messageries, la première qu'un commissionnaire de la rue lui avait indiquée, ne comptant y rester qu'un mois ou deux. Il y était avec Camille depuis près d'un an. Pendant un an, Camille s'était refusée à toutes ses propositions de partie de plaisir, et, comme il était en même temps aussi bon et aussi patient qu'entêté, il attendait depuis un an sans se plaindre. Il aimait cette pauvre fille de toute son âme, sans qu'il en sût lui-même la cause, par un de

ces charmes inexplicables qui attachent la bonté
au malheur.

— Mais enfin, je ne sais pas, disait-il, tout en
achevant sa bouteille, ce qui peut t'empêcher de
venir à l'Opéra avec moi. Cela coûte fort cher;
j'ai le billet dans ma poche; voilà ton deuil fini
d'hier; tu as là deux robes neuves; d'ailleurs tu
n'as qu'à mettre ton capuchon, et...

Il s'interrompit : — Diable! dit-il, tu n'entends
rien, je n'y avais pas pensé. Mais qu'importe? ce
n'est pas nécessaire dans ces endroits-là. Tu n'entends pas; moi, je n'écoute pas. Nous regarde-
rons danser, voilà tout.

Ainsi parlait le bon oncle, qui ne pouvait jamais
songer, quand il avait quelque chose d'intéressant à dire, que sa nièce ne pouvait l'entendre
ni lui répondre. Il causait avec elle malgré lui.
D'une autre part, quand il essayait de s'exprimer
par signes, c'était encore pis ; elle le comprenait
encore moins. Aussi avait-il adopté l'habitude de
lui parler comme à tout le monde, en gesticulant, il est vrai, de toutes ses forces; Camille
s'était faite à cette pantomime parlante, et trouvait moyen d'y répondre à sa façon.

Le deuil de Camille venait de finir en effet, comme
le disait le bonhomme. Il avait fait faire deux belles robes à sa nièce, et les lui présentait d'un air à
la fois si tendre et si suppliant, qu'elle lui sauta au
cou pour le remercier, puis elle se rassit avec la
tristesse calme qu'on lui voyait toujours.

— Mais ce n'est pas tout, dit l'oncle, il faut les mettre, ces belles robes. Elles sont faites pour cela, ces robes; elles sont jolies, ces robes. — Et tout en parlant, il se promenait par la chambre en faisant danser les robes comme des marionnettes.

Camille avait assez pleuré pour qu'un moment de joie lui fût permis. Pour la première fois depuis la mort de sa mère, elle se leva, se plaça devant son miroir, prit une des deux robes que son oncle lui montrait, le regarda tendrement, lui tendit la main, et fit un petit signe de tête pour dire: Oui.

A ce signe, le bonhomme Giraud se mit à sauter comme un enfant, avec ses gros souliers. Il triomphait; l'heure était enfin venue où il accomplissait son dessein; Camille allait se parer, sortir avec lui, venir à l'Opéra, voir le monde; il ne se tenait pas d'aise à cette pensée, et il embrassait sa nièce coup sur coup, tout en criant après la femme de chambre, les domestiques, tous les gens de la maison.

La toilette achevée, Camille était si belle, qu'elle sembla le reconnaître elle-même, et sourit à sa propre image. — La voiture est en bas, dit l'oncle Giraud, tâchant d'imiter avec ses bras le geste d'un cocher qui fouette ses chevaux, et avec sa bouche le bruit d'un carrosse. — Camille sourit de nouveau, prit la robe de deuil qu'elle venait de quitter, la plia avec soin, la baisa, la mit dans l'armoire, et partit

VII

Si l'oncle Giraud n'était pas élégant de sa personne, il se piquait du moins de bien faire les
choses. Peu lui importait que ses habits, toujours
tout neufs et beaucoup trop larges, parce qu'il ne
voulait pas être gêné, l'enveloppassent comme bon
leur semblait, que ses bas drapés fussent mal tirés,
et que sa perruque lui tombât sur les yeux. Mais
quand il se mêlait de régaler les autres, il prenait
d'abord ce qu'il y avait de plus cher et de meilleur. Aussi avait-il retenu ce soir-là, pour lui et
pour Camille, une bonne loge découverte, bien en
évidence, afin que sa nièce pût être vue de tout
le monde.

Aux premiers regards que Camille jeta sur le
théâtre et dans la salle, elle fut éblouie; cela ne
pouvait manquer: une jeune fille à peine âgée
de seize ans, élevée au fond d'une campagne, et
se trouvant tout à coup transportée au milieu du
séjour du luxe, des arts et du plaisir, devait presque croire qu'elle rêvait. On jouait un ballet; Camille suivait avec curiosité les attitudes, les gestes
et les pas des acteurs; elle comprenait que c'était
une pantomime, et, comme elle devait s'y connaître, elle cherchait à s'en expliquer le sens. A
tout moment, elle se retournait vers son oncle

d'un air stupéfait, comme pour le consulter; mais
il n'y comprenait guère plus qu'elle. Elle voyait
des bergers en·bas de soie offrant des fleurs à
leurs bergères, des amours voltigeant au bout
d'une corde, des dieux assis sur des nuages. Les
décorations, les lumières, le lustre surtout, dont
l'éclat la charmait, les parures des femmes, les
broderies, les plumes, toute cette pompe d'un
spectacle inconnu pour elle, la jetait dans un doux
étonnement.

De son côté, elle devint bientôt elle-même l'objet
d'une curiosité presque générale; sa parure était
simple, mais du meilleur goût. Seule, en grande loge,
à côté d'un homme aussi peu musqué que l'était
l'oncle Giraud, belle comme un astre et fraîche
comme une rose, avec ses grands yeux noirs et son
air naïf, elle devait nécessairement attirer les regards. Les hommes commencèrent à se la montrer,
les femmes à l'observer; les marquis s'approchè-
rent, et les compliments les plus flatteurs, faits à
haute voix, à la mode du temps, furent adressés à
la nouvelle venue; par malheur, l'oncle Giraud seul
recueillait ces hommages, qu'il savourait avec délices.

Cependant Camille, peu à peu, reprit d'abord son
air tranquille, puis un mouvement de tristesse la saisit. Elle sentit combien il était cruel d'être isolée
au milieu de cette foule. Ces gens qui causaient
dans leurs loges, ces musiciens dont les instruments
réglaient la mesure des pas des acteurs, ce vaste

échange de pensées entre le théâtre et la salle, **tout** cela, pour ainsi dire, la repoussa en elle-même : « Nous parlons et tu ne parles pas, semblait lui dire tout ce monde ; nous écoutons, nous rions, nous chantons, nous nous aimons, nous jouissons de tout ; toi seule ne jouis de rien, toi seule n'entends rien, toi seule n'es ici qu'une statue, le simulacre d'un être qui ne fait qu'assister à la vie. »

Camille ferma les yeux pour se délivrer de ce spectacle ; elle se souvint de ce bal d'enfants où elle avait vu danser ses compagnes, et où elle était restée près de sa mère. Elle revint par la pensée à la maison natale, à son enfance si malheureuse, à ses longues souffrances, à ses larmes secrètes, à la mort de sa mère, enfin, à ce deuil qu'elle venait de quitter, et qu'elle résolut de reprendre en rentrant. Puisqu'elle était à jamais condamnée, il lui sembla qu'il valait mieux pour elle ne jamais tenter de moins souffrir. Elle sentit plus amèrement qu'elle ne l'avait encore fait que tout effort de sa part pour résister à la malédiction céleste était inutile. Remplie de cette pensée, elle ne put retenir quelques pleurs que l'oncle Giraud vit couler ; il cherchait à en deviner la cause, lorsqu'elle lui fit signe qu'elle voulait partir. Le bonhomme, surpris et inquiet, hésitait et ne savait que faire ; Camille se leva, et lui montra la porte de la loge, afin qu'il lui donnât son mantelet.

En ce moment, elle aperçut au-dessous d'elle, à la galerie, un jeune homme de bonne mine, très

richement vêtu, qui tenait à la main un morceau
d'ardoise, sur lequel il traçait des lettres et des
figures avec un petit crayon blanc. Il montrait ensuite cette ardoise à son voisin, plus âgé que lui;
celui-ci paraissait le comprendre aussitôt, et lui
répondait de la même manière avec une très grande
promptitude. Tous deux échangeaient en même
temps, en ouvrant ou fermant les doigts, certains
signes qui semblaient leur servir à se mieux communiquer leurs idées.

Camille ne comprit rien, ni à ces dessins qu'elle
distinguait à peine, ni à ces signes qu'elle ne connaissait pas; mais elle avait remarqué, du premier
coup d'œil, que ce jeune homme ne remuait pas
les lèvres; — prête à sortir, elle s'arrêta. Elle voyait
qu'il parlait un langage qui n'était celui de personne, et qu'il trouvait moyen de s'exprimer sans
ce fatal mouvement de la parole, si incompréhensible pour elle, et qui faisait le tourment de sa pensée.
Quel que fût ce langage étrange, une surprise extrême, un désir invincible d'en voir davantage, lui
firent reprendre la place qu'elle venait de quitter;
elle se pencha au bord de la loge, et observa attentivement ce que faisait cet inconnu. Le voyant de
nouveau écrire sur l'ardoise et la présenter à son
voisin, elle fit un mouvement involontaire comme
pour la saisir au passage. A ce mouvement, le jeune
homme se retourna et regarda Camille à son tour.
A peine leurs yeux se furent-ils rencontrés, qu'ils
restèrent tous deux d'abord immobiles et indécis,

8

comme s'ils eussent cherché à se reconnaître ; puis, en un instant, ils se devinèrent, et se dirent d'un regard : Nous sommes muets tous deux.

L'oncle Giraud apportait à sa nièce son mantelet, sa canne et son loup , mais elle ne voulut plus s'en aller. Elle avait repris sa chaise, et resta accoudée sur la balustrade.

L'abbé de l'Épée venait alors de commencer à se faire connaître.

Faisant une visite à une dame, dans la rue des Fossés-Saint-Victor, touché de pitié pour deux sourdes-muettes qu'il avait vues, par hasard, travailler à l'aiguille, la charité qui remplissait son âme s'était éveillée tout à coup, et opérait déjà des prodiges. Dans la pantomime informe de ces êtres misérables et méprisés, il avait trouvé les germes d'une langue féconde, qu'il croyait pouvoir devenir universelle, plus vraie, en tout cas, que celle de Leibnitz. Comme la plupart des hommes de génie, il avait peut-être dépassé son but, le voyant trop grand. Mais c'était déjà beaucoup d'en voir la grandeur. Quelle que pût être l'ambition de sa bonté, il apprenait aux sourds-muets à lire et à écrire. Il les replaçait au nombre des hommes. Seul et sans aide, par sa propre force, il avait entrepris de faire une famille de ces malheureux, et il se préparait à sacrifier à ce projet sa vie et sa fortune, en attendant que le Roi jetât les yeux sur eux.

Le jeune homme assis près de la loge de Camille était un des élèves formés par l'abbé. Né gentil-

homme et d'une ancienne maison, doué d'une vive
intelligence, mais frappé de la *demi-mort*, comme
on disait alors, il avait reçu, l'un des premiers, la
même éducation à peu près que le célèbre comte
de Solar, avec cette différence qu'il était riche, et
qu'il ne courait pas le risque de mourir de faim,
faute d'une pension du duc de Penthièvre. Indépendamment des leçons de l'abbé, on lui avait donné
un gouverneur, qui, étant une personne laïque,
pouvait l'accompagner partout, chargé, bien entendu, de veiller sur ses actions et de diriger ses
pensées (c'était le voisin qui lisait sur l'ardoise). Le
jeune homme profitait, avec grand soin et grande
application de ces études journalières qui exerçaient
son esprit sur toute chose, au manège, à l'Opéra
comme à la lecture comme à la messe ; cependant
un peu de fierté native et une indépendance de
caractère très prononcée luttaient en lui contre
cette application pénible. Il ne savait rien des maux
qui auraient pu l'atteindre, s'il fût né dans une
classe inférieure ou seulement, comme Camille,
dans un autre lieu qu'à Paris. L'une des premières choses qu'on lui avait apprises, lorsqu'il
avait commencé à épeler, avait été le nom de son
père, le marquis de Maubray. Il savait donc qu'il
était, à la fois, différent des autres hommes par le
privilège de la naissance, et par une disgrâce de la
nature. L'orgueil et l'humiliation se disputaient
ainsi un noble esprit, qui, par bonheur, ou peut-
être par nécessité, n'en était pas moins resté simple.

Ce marquis, sourd-muet, observant et comprenant les autres, aussi fier qu'eux tous, et qui avait
aussi, auprès de son gouverneur, sur les grands
parquets de Versailles, traîné ses talons rouges à
fleur de terre, selon l'usage, était lorgné par plus
d'une jolie femme, mais il ne quittait pas des yeux
Camille; de son côté, elle le voyait très bien, sans
le regarder davantage. L'opéra fini, elle prit le bras
de son oncle, et, n'osant pas se retourner, rentra
pensive.

VIII

Il va sans dire que ni Camille ni l'oncle Giraud
ne savaient seulement le nom de l'abbé de l'Épée;
encore moins se doutaient-ils de la découverte
d'une science nouvelle qui faisait parler les muets.
Le chevalier aurait pu connaître cette découverte;
sa femme l'eût certainement connue, si elle eût
vécu; mais Chardonneux était loin de Paris; le chevalier ne recevait pas la gazette, ou, s'il la recevait,
ne la lisait pas. Ainsi quelques lieues de distance,
un peu de paresse ou la mort, peuvent produire le
même résultat.

Revenue au logis, Camille n'avait plus qu'une
idée : ce que ses gestes et ses regards pouvaient
dire, elle l'employa pour expliquer à son oncle qu'il
lui fallait, avant tout, une ardoise et un crayon. Le

bonhomme Giraud ne fut point embarrassé par cette demande, bien qu'elle lui fût adressée un peu tard, car il était temps de souper ; il courut à sa chambre, et, persuadé qu'il avait bien compris, il rapporta en triomphe à sa nièce une petite planche et un morceau de craie, reliques précieuses de son ancien amour pour la bâtisse et la charpente.

Camille n'eut pas l'air de se plaindre de voir son désir rempli de cette façon ; elle prit la planchette sur ses genoux, et fit asseoir son oncle à côté d'elle ; puis elle lui fit prendre la craie, et lui saisit la main comme pour le guider, en même temps que ses regards inquiets s'apprêtaient à suivre ses moindres mouvements.

L'oncle Giraud comprenait bien qu'elle lui demandait d'écrire quelque chose, mais quoi ? Il l'ignorait. « Est-ce le nom de ta mère ? Est-ce le mien ? Est-ce le tien ? » Et pour se faire comprendre, il frappa du bout du doigt, le plus doucement qu'il put, sur le cœur de la jeune fille. Elle inclina aussitôt la tête ; il écrivit donc en grosses lettres le nom de Camille ; après quoi, satisfait de lui-même et de la manière dont il avait passé sa soirée, le souper étant prêt, il se mit à table sans attendre sa nièce, qui n'était pas de force à lui tenir tête.

Camille ne se retirait jamais que son oncle n'eût achevé sa bouteille ; elle le regarda prendre son repas, lui souhaita le bonsoir, puis rentra chez elle, tenant sa petite planche entre ses bras.

Aussitôt son verrou tiré, elle se mit à son tour à

écrire. Débarrassée de sa coiffure et de ses paniers, elle commença à copier, avec un soin et une peine infinis, le mot que son oncle venait de tracer, et à barbouiller de blanc une grande table qui était au milieu de la chambre. Après plus d'un essai et plus d'une rature, elle parvint assez bien à reproduire les lettres qu'elle avait devant les yeux. Lorsque ce fut fait, et que, pour s'assurer de l'exactitude de sa copie, elle eut compté une à une les lettres qui lui avaient servi de modèle, elle se promena autour de la table, le cœur palpitant d'aise, comme si elle eût remporté une victoire. Ce mot de *Camille* qu'elle venait d'écrire lui paraissait admirable à voir, et devait certainement, à son sens, exprimer les plus belles choses du monde. Dans ce mot seul, il lui semblait voir une multitude de pensées, toutes plus douces, plus mystérieuses, plus charmantes les unes que les autres. Elle était loin de croire que ce n'était que son nom.

On était au mois de juillet, l'air était pur et la nuit superbe. Camille avait ouvert sa fenêtre; elle s'y arrêtait de temps en temps, et là, rêvant, les cheveux dénoués, les bras croisés, les yeux brillants, belle de cette pâleur que la clarté des nuits donne aux femmes, elle regardait l'une des plus tristes perspectives qu'on puisse avoir devant les yeux : l'étroite cour d'une longue maison où se trouvait logée une entreprise de diligences. Dans cette cour, froide, humide et malsaine, jamais un rayon de soleil n'avait pénétré; la hauteur des étages, en-

tassés l'un sur l'autre, défendait contre la lumière
cette espèce de cave. Quatre ou cinq grosses voi-
tures, serrées sous un hangar, présentaient leurs
timons à qui voulait entrer. Deux ou trois autres,
laissées dans la cour, faute de place, semblaient
attendre les chevaux, dont le piétinement dans l'é-
curie demandait l'avoine du soir au matin. Au-
dessus d'une porte strictement fermée dès minuit
pour les locataires, mais toujours prête à s'ouvrir
avec bruit à toute heure au claquement du fouet
d'un cocher, s'élevaient d'énormes murailles, garnies d'une cinquantaine de croisées, où jamais,
passé dix heures, une chandelle ne brillait, à moins
de circonstances extraordinaires.

Camille allait quitter sa fenêtre, quand tout à
coup, dans l'ombre que projetait une lourde dili-
gence, il lui sembla voir passer une forme humaine, revêtue d'un habit brillant, et se promenant à pas lents. Le frisson de la peur saisit
d'abord Camille sans qu'elle sût pourquoi, car son
oncle était là, et la surveillance du bonhomme se
révélait par son bruyant sommeil; quelle apparence d'ailleurs qu'un voleur ou un assassin vînt
se promener dans cette cour en pareil costume?

L'homme y était pourtant, et Camille le voyait.
Il marchait derrière la voiture, regardant la fenêtre
où elle se tenait. Après quelques instants, Camille
sentit revenir son courage; elle prit sa lumière, et
avançant le bras hors de la croisée, éclaira subitement la cour; en même temps elle y jeta un re-

gard à demi effrayé, à demi menaçant. L'ombre de la voiture s'étant effacée, le marquis de Maubray, car c'était lui, vit qu'il était complétement décou-vert, et, pour toute réponse, posa un genou en terre, joignant ses mains en regardant Camille, dans l'attitude du plus profond respect.

Ils restèrent quelques instants ainsi, Camille à la fenêtre, tenant sa lumière, le marquis à ge-noux devant elle. Si Roméo et Juliette, qui ne s'étaient vus qu'un soir dans un bal masqué, ont échangé dès la première fois tant de serments, fidèlement tenus, que l'on songe à ce que purent être les premiers gestes et les premiers regards de deux amants qui ne pouvaient se dire que par la pensée ces mêmes choses, éternelles devant Dieu, et que le génie de Shakespeare a immortalisées sur la terre.

Il est certain qu'il est ridicule de monter sur deux ou trois marchepieds pour grimper sur l'impériale d'une voiture, en s'arrêtant à chaque effort qu'on est obligé de faire, pour savoir si l'on doit conti-nuer. Il est vrai qu'un homme en bas de soie et en veste brodée risque d'avoir mauvaise grâce lorsqu'il s'agit de sauter de cette impériale sur le rebord d'une croisée. Tout cela est incontestable, à moins qu'on n'aime.

Lorsque le marquis de Maubray fut dans la cham-bre de Camille, il commença par lui faire un salut aussi cérémonieux que s'il l'eût rencontrée aux Tui-leries. S'il avait su parler, peut-être lui eût-il raconté comme quoi il avait échappé à la vigilance de son gouverneur, pour venir, au moyen de quelque argent donné à un laquais, passer la nuit sous sa fenêtre ; comme quoi il l'avait suivie lorsqu'elle avait quitté l'Opéra ; comment un regard d'elle avait changé sa vie entière ; comment enfin il n'aimait qu'elle au monde, et n'ambitionnait d'autre bonheur que de lui offrir sa main et sa fortune. Tout cela était écrit sur ses lèvres ; mais la révérence de Camille, en lui rendant son salut, lui fit comprendre combien un tel récit eût été inutile et qu'il lui importait peu de savoir comment il avait fait pour venir chez elle, dès l'instant qu'il y était venu.

M. de Maubray, malgré l'espèce d'audace dont il avait fait preuve pour parvenir jusqu'à celle qu'il aimait, était, nous l'avons dit, simple et réservé. Après avoir salué Camille, il cherchait vainement de quelle façon lui demander si elle voulait de lui pour époux ; elle ne comprenait rien à ce qu'il tâchait de lui expliquer. Il vit sur la table la planchette où était écrit le nom de *Camille*. Il prit le morceau de craie, et, à côté de ce nom, il écrivit le sien : *Pierre*.

— Qu'est-ce que tout cela veut dire ? cria une grosse voix de basse-taille ; qu'est-ce que c'est que des rendez-vous pareils ? Par où vous êtes-vous introduit ici, monsieur ? Que venez-vous faire dans cette maison ?

C'était l'oncle Giraud qui parlait ainsi, entrant en robe de chambre, d'un air furieux.

— Voilà une belle chose ! continua-t-il. Dieu sait que je dormais, et que, du moins, si vous avez fait du bruit, ce n'est pas avec votre langue. Qu'est-ce que c'est que des êtres pareils, qui ne trouvent rien de plus simple que de tout escalader? Quelle est votre intention? Abîmer une voiture, briser tout, faire du dégât, et après cela, quoi? Déshonorer une famille! Jeter l'opprobre et l'infamie sur d'honnêtes gens...

Celui-là, non plus, ne m'entend pas encore, s'écria l'oncle Giraud désolé. Mais le marquis prit un crayon, un morceau de papier, et écrivit cette espèce de lettre: « J'aime mademoiselle Camille, je veux l'épouser, j'ai vingt mille livres de rente. Voulez-vous me la donner ? » — Il n'y a que les gens qui ne parlent pas, dit l'oncle Giraud, pour mener les affaires aussi vite.

— Mais dites donc, s'écria-t-il après quelques moments de réflexion, je ne suis pas son père, je ne suis que l'oncle. Il faut demander la permission au papa.

IX

Ce n'était pas une chose facile que d'obtenir du chevalier son consentement à un pareil mariage, non qu'il ne fût disposé, comme on l'a vu, à faire tout ce qui était possible pour rendre sa fille moins malheureuse; mais il y avait dans la circonstance présente une difficulté presque insurmontable. Il s'agissait d'unir une femme, atteinte d'une horrible

infirmité, à un homme frappé de la même disgrâce,
et, si une telle union devait avoir des fruits, il était
probable qu'elle ne ferait que mettre quelque in-
fortuné de plus au monde.

Le chevalier, retiré dans sa terre, toujours en
proie au plus noir chagrin, continuait de vivre
dans la solitude. Madame des Arcis avait été enter-
rée dans le parc; quelques saules pleureurs entouraient sa tombe, et annonçaient de loin aux passants
la modeste place où elle reposait. C'était vers ce
lieu que le chevalier dirigeait tous les jours ses
promenades. Là, il passait de longues heures, dé-
voré de regrets et de tristesse, et se livrant à tous
les souvenirs qui pouvaient nourrir sa douleur.

Ce fut là que l'oncle Giraud vint le trouver tout à
coup un matin. Dès le lendemain du jour où il avait
surpris les deux amants ensemble, le bonhomme
avait quitté Paris avec sa nièce, avait ramené Camille au Mans, et l'avait laissée dans sa propre
maison, pour y attendre le résultat de la démarche
qu'il allait faire.

Pierre, averti de ce voyage, avait promis d'être
fidèle et de rester prêt à tenir sa parole. Orphelin
dès longtemps, maître de sa fortune, n'ayant besoin
que de prendre l'avis du tuteur, sa volonté n'avait à
craindre aucun obstacle. Le bonhomme, de son
côté, voulait bien servir de médiateur et tâcher de
marier les deux jeunes gens, mais il n'entendait
pas que cette première entrevue, qui lui semblait
passablement étrange, pût se renouveler autre-

ment qu'avec la permission du père et du notaire.

Aux premiers mots de l'oncle Giraud, le chevalier montra, comme on pense, le plus grand étonnement. Lorsque le bonhomme commença à lui raconter cette rencontre à l'Opéra, cette scène bizarre et cette proposition plus singulière encore, il eut peine à concevoir qu'un tel roman fût possible. Forcé cependant de reconnaître qu'on lui parlait sérieusement, les objections auxquelles on s'attendait se présentèrent aussitôt à son esprit.

— Que voulez-vous? dit-il à Giraud. Unir deux êtres également malheureux? N'est-ce pas assez d'avoir dans notre famille cette pauvre créature dont je suis le père? Faut-il encore augmenter notre malheur en lui donnant un mari semblable à elle? Suis-je destiné à me voir entouré d'êtres réprouvés du monde, objets de mépris et de pitié? Dois-je passer ma vie avec des muets, vieillir au milieu de leur affreux silence, avoir les yeux fermés par leurs mains? Mon nom, dont je ne tire pas vanité, Dieu le sait, mais qui, enfin, est celui de mon père, dois-je le laisser à des infortunés qui ne pourront ni le signer ni le prononcer?

— Non pas le prononcer, dit Giraud, mais le signer, c'est autre chose.

— Le signer! s'écria le chevalier. Êtes-vous privé de raison?

— Je sais ce que je dis, et ce jeune homme sait écrire, répliqua l'oncle. Je vous témoigne et vous certifie qu'il écrit même fort bien et très couramment, comme sa proposition, que j'ai dans ma poche et qui est fort honnête, en fait foi.

Le bonhomme montra en même temps au chevalier le papier sur lequel le marquis de Maubray avait tracé le peu de mots qui exposaient, d'une manière laconique, il est vrai, mais claire, l'objet de sa demande.

— Que signifie cela? dit le père. Depuis quand les sourds-muets tiennent-ils la plume? Quel conte me faites-vous, Giraud?

— Ma foi, dit Giraud, je ne sais ce qui en est, ni comment pareille chose peut se faire. La vérité est que mon intention était tout bonnement de distraire Camille, et de voir un peu aussi, avec elle, ce que c'est que les pirouettes. Ce petit marquis s'est trouvé être là, et il est certain qu'il avait une ardoise et un crayon, dont il se servait très lestement. J'avais toujours cru, comme vous, que lorsqu'on était muet, c'était pour ne rien dire; mais pas du tout. Il paraît qu'aujourd'hui on a fait une découverte au moyen de laquelle tout ce monde-là se comprend et fait très bien la conversation. On dit que c'est un abbé, dont je ne sais plus le nom, qui a inventé ce moyen-là. Quant à moi, vous comprenez bien qu'une ardoise ne m'a jamais paru bonne qu'à mettre sur un toit; mais ces Parisiens sont si fins!

— Est-ce sérieux, ce que vous dites?

— Très sérieux. Ce petit marquis est riche, joli garçon; c'est un gentilhomme et un galant homme; je réponds de lui. Songez, je vous en prie, à une

9

chose; que ferez-vous de cette pauvre Camille? Elle
ne parle pas, c'est vrai, mais ce n'est pas sa faute.
Que voulez-vous qu'elle devienne? Elle ne peut pas
toujours rester fille. Voilà un homme qui l'aime; cet
homme-là, si vous la lui donnez, ne se dégoûtera
jamais d'elle à cause du défaut qu'elle a au bout de
la langue; il sait ce qui en est par lui-même. Ils se
comprennent, ces enfants, ils s'entendent, sans
avoir besoin de crier pour cela. Le petit marquis sait
lire et écrire; Camille apprendra à en faire autant;
cela ne lui sera pas plus difficile qu'à l'autre. Vous
sentez bien que, si je vous proposais de marier votre
fille à un aveugle, vous auriez le droit de me rire au
nez; mais je vous propose un sourd-muet, c'est raisonnable. Vous voyez que, depuis seize ans que vous
avez cette petite-là, vous ne vous en êtes jamais bien
consolé. Comment voulez-vous qu'un homme, fait
comme tout le monde, s'en arrange, si vous, qui
êtes son père, vous ne pouvez pas en prendre votre
parti?

Tandis que l'oncle parlait, le chevalier jetait de
temps en temps un regard du côté du tombeau de sa
femme, et semblait réfléchir profondément:

— Rendre à ma fille l'usage de la pensée! dit-il
après un long silence; Dieu le permettrait-il? est-ce
possible?

En ce moment, le curé d'un village voisin entrait
dans le jardin, venant dîner au château. Le chevalier le salua d'un air distrait, puis, sortant tout à
coup de sa rêverie :

— L'abbé, lui demanda-t-il, vous savez quelquefois les nouvelles, et vous recevez les papiers. Avez-vous entendu parler d'un prêtre qui a entrepris l'éducation des sourds-muets ?

Malheureusement, le personnage auquel cette question s'adressait était un véritable curé de campagne de ce temps-là, homme simple et bon, mais fort ignorant, et partageant tous les préjugés d'un siècle où il y en avait tant, et de si funestes.

— Je ne sais ce que Monseigneur veut dire, répondit-il (traitant le chevalier en seigneur de village), à moins qu'il ne soit question de l'abbé de l'Épée.

— Précisément, dit l'oncle Giraud. C'est le nom qu'on m'a dit ; je ne m'en souvenais plus.

— Eh bien ! dit le chevalier, que faut-il en croire ?

— Je ne saurais, répliqua le curé, parler avec trop de circonspection d'une matière sur laquelle je ne puis me donner encore pour complètement édifié. Mais je suis fondé à croire, d'après le peu de renseignements qu'il m'a été loisible de recueillir à ce sujet, que ce monsieur de l'Épée, qui paraît être, d'ailleurs, une personne tout à fait vénérable, n'a point atteint le but qu'il s'était proposé.

— Qu'entendez-vous par là ? dit l'oncle Giraud.

— J'entends, dit le prêtre, que l'intention la plus pure peut quelquefois faillir par le résultat. Il est hors de doute, d'après ce que j'ai pu en apprendre, que les plus louables efforts ont été faits ; mais j'ai tout lieu de croire que la prétention d'apprendre à

lire aux sourds-muets, comme le dit Monseigneur,
est tout à fait chimérique.

— Je l'ai vu de mes yeux, dit Giraud ; j'ai vu un
sourd-muet qui écrit.

— Je suis bien éloigné, répliqua le curé, de vouloir vous contredire en aucune façon ; mais des personnes savantes et distinguées, parmi lesquelles je
pourrais même citer des docteurs de la Faculté de
Paris, m'ont assuré d'une manière péremptoire que
la chose était impossible.

— Une chose qu'on voit ne peut pas être impossible, reprit le bonhomme impatienté. J'ai fait cinquante lieues avec un billet dans ma poche, pour le
montrer au chevalier ; le voilà, c'est clair comme
le jour.

En parlant ainsi, le vieux maître-maçon avait de
nouveau tiré son papier, et l'avait mis sous les yeux
du curé. Celui-ci, à demi étonné, à demi piqué,
examina le billet, le retourna, le lut plusieurs fois
à haute voix, et le rendit à l'oncle, ne sachant trop
quoi dire.

Le chevalier avait semblé étranger à la discussion ; il continuait de marcher en silence, et son incertitude croissait d'instant en instant.

—Si Giraud a raison, pensait-il, et si je refuse, je
manque à mon devoir ; c'est presque un crime que je
commets. Une occasion se présente où cette pauvre
fille, à qui je n'ai donné que l'apparence de la vie,
trouve une main qui recherche la sienne dans les
ténèbres où elle est plongée. Sans sortir de cette

nuit qui l'enveloppe pour toujours, elle peut rêver qu'elle est heureuse. De quel droit l'en empêcherais-je ? Que dirait sa mère, si elle était là ?...

Les regards du chevalier se reportèrent encore une fois vers le tombeau, puis il prit le bras de l'oncle Giraud, fit quelques pas à l'écart avec lui, et lui dit à voix basse : Faites ce que vous voudrez.

— A la bonne heure, dit l'oncle, je vais la chercher, je vous l'amène, elle est chez moi, nous revenons ensemble, ce sera fait dans un instant.

— Jamais ! répondit le père. Tâchons ensemble qu'elle soit heureuse ; mais la revoir, je ne le peux pas.

Pierre et Camille furent mariés à Paris, à l'église des Petits-Pères. Le gouverneur et l'oncle furent les seuls témoins. Lorsque le prêtre officiant leur adressa les formules d'usage, Pierre, qui en avait assez appris pour savoir à quel moment il fallait s'incliner en signe d'assentiment, s'acquitta assez bien d'un rôle qui était pourtant difficile à remplir. Camille n'essaya de rien deviner ni de rien comprendre ; elle regarda son mari, et baissa la tête comme lui.

Ils n'avaient fait que se voir et s'aimer, et c'est assez, pourrait-on dire. Lorsqu'ils sortirent de l'église, en se tenant la main pour toujours, c'est tout au plus s'ils se connaissaient. Le marquis avait une assez grande maison. Camille, après la messe, monta dans un brillant équipage qu'elle regardait avec une curiosité enfantine. L'hôtel dans lequel on la ra-

9.

mena ne lui fut pas un moindre sujet d'étonnement. Ces appartements, ces chevaux, ces gens, qui
allaient être à elle, lui semblaient une merveille. Il
était convenu, du reste, que ce mariage se ferait sans
bruit ; un souper fort simple fut toute la fête.

X

Camille devint mère. Un jour que le chevalier faisait sa triste promenade au fond du parc, un domestique lui apporta une lettre écrite d'une main qui
lui était inconnue, et où se trouvait un singulier
mélange de distinction et d'ignorance. Elle venait
de Camille et renfermait ce qui suit :

« O mon père ! je parle, non pas avec ma bouche,
mais avec ma main. Mes pauvres lèvres sont toujours fermées, et cependant je sais parler. Celui qui
est mon maître m'a appris à pouvoir vous écrire. Il
m'a fait enseigner comme pour lui, par la même
personne qui l'avait élevé, car vous savez qu'il est
resté comme moi très-longtemps. J'ai eu beaucoup
de peine à apprendre. Ce qu'on enseigne d'abord,
c'est de parler avec les doigts, ensuite on apprend
des figures écrites. Il y en a de toutes sortes, qui
expriment la peur, la colère, et tout en général. On
est très long à connaître tout, et encore plus à mettre
des mots, à cause des figures qui ne sont pas la

même chose, mais enfin on en vient à bout, comme vous voyez. L'abbé de l'Épée est un homme très bon et très doux, de même que le père Vanin de la Doctrine Chrétienne.

« J'ai un enfant qui est très beau ; je n'osais pas vous en parler avant de savoir s'il sera comme nous. Mais je n'ai pu résister au plaisir que j'ai à vous écrire, malgré notre peine, car vous pensez bien que mon mari et moi nous sommes très inquiets, surtout parce que nous ne pouvons pas entendre. La bonne peut bien entendre, mais nous avons peur qu'elle ne se trompe ; ainsi nous attendons avec une grande impatience de voir s'il ouvrira les lèvres et s'il les remuera avec le bruit des entendants-parlants. Vous pensez bien que nous avons consulté des médecins pour savoir s'il est possible que l'enfant de deux personnes aussi malheureuses que nous ne soit pas muet aussi, et ils nous ont bien dit que cela se pouvait ; mais nous n'osons pas le croire.

« Jugez avec quelle crainte nous regardons ce pauvre enfant depuis longtemps, et comme nous sommes embarrassés lorsqu'il ouvre ses petites lèvres et que nous ne pouvons pas savoir si elles font du bruit. Soyez sûr, mon père, que je pense bien à ma mère, car elle a dû s'inquiéter comme moi. Vous l'avez bien aimée, comme moi aussi j'aime mon enfant ; mais je n'ai été pour vous qu'un sujet de chagrin. Maintenant que je sais lire et écrire, je comprends combien ma mère a dû souffrir.

« Si vous étiez tout à fait bon pour moi, cher

père, vous viendriez nous voir à Paris ; ce serait un sujet de joie et de reconnaissance pour votre fille respectueuse.

« CAMILLE. »

Après avoir lu cette lettre, le chevalier hésita longtemps. Il avait eu d'abord peine à s'en fier à ses yeux, et à croire que c'était Camille elle-même qui lui avait écrit : mais il fallait se rendre à l'évidence. Qu'allait-il faire? S'il cédait à sa fille, et s'il allait en effet à Paris, il s'exposait à retrouver, dans une douleur nouvelle, tous les souvenirs d'une ancienne douleur. Un enfant qu'il ne connaissait pas, il est vrai, mais qui n'en était pas moins le fils de sa fille, pouvait lui rendre les chagrins du passé. Camille pouvait lui rappeler Cécile, et cependant il ne pouvait s'empêcher en même temps de partager l'inquiétude de cette jeune mère attendant une parole de son enfant.

— Il faut y aller, dit l'oncle Giraud quand le chevalier le consulta. C'est moi qui ai fait ce mariage-là, et je le tiens pour bon et durable. Voulez-vous laisser votre sang dans la peine? N'en est-ce pas assez, soit dit sans reproche, d'avoir oublié votre femme au bal, moyennant quoi elle est tombée à l'eau? Oubliez-vous aussi cette petite? Pensez-vous que ce soit tout d'être triste? Vous l'êtes, j'en conviens, et même plus que de raison; mais croyez-vous qu'on n'ait pas autre chose à faire au monde? Elle vous demande de venir; partons. Je vais avec

vous, et je n'ai qu'un regret, c'est qu'elle ne m'ait
pas appelé aussi. Il n'est pas bien de sa part de n'a-
voir pas frappé à ma porte, moi qui lui ai toujours
ouvert.

— Il a raison, pensait le chevalier. J'ai fait inuti-
lement et cruellement souffrir la meilleure des
femmes. Je l'ai laissée mourir d'une mort affreuse,
quand j'aurais dû l'en préserver. Si je dois en être
puni aujourd'hui par le spectacle du malheur de
ma fille, je ne saurais m'en plaindre; quelque pénible que soit pour moi ce spectacle, je dois m'y
résoudre et m'y condamner. Ce châtiment m'est
dû. Que la fille me punisse d'avoir abandonné la
mère! J'irai à Paris, je verrai cet enfant. J'ai dé-
laissé ce que j'aimais, je me suis éloigné du malheur; je veux prendre maintenant un amer plaisir
à le contempler.

Dans un joli boudoir boisé, à l'entresol d'un bon
hôtel situé dans le faubourg Saint-Germain, se te-
naient la jeune femme et son mari, lorsque le père
et l'oncle arrivèrent. Sur une table étaient des dessins, des livres, des gravures. Le mari lisait, la
femme brodait, l'enfant jouait sur le tapis.

Le marquis s'était levé; Camille courut à son
père, qui l'embrassa tendrement, et ne put retenir
quelques larmes; mais les regards du chevalier se
reportèrent aussitôt sur l'enfant. Malgré lui l'horreur qu'il avait eue autrefois pour l'infirmité de
Camille reprenait place dans son cœur, à la vue de
cet être qui allait hériter de la malédiction qu'il

lui avait léguée. Il recula lorsqu'on le lui présenta.

— Encore un muet! s'écria-t-il.

Camille prit son fils dans ses bras ; sans entendre, elle avait compris. Soulevant doucement l'enfant devant le chevalier, elle posa son doigt sur ses petites lèvres, en les frottant un peu, comme pour l'inviter à parler. L'enfant se fit prier quelques minutes, puis prononça bien distinctement ces deux mots, que la mère lui avait fait apprendre d'avance : Bonjour, papa.

— Et vous voyez bien que Dieu pardonne tout, et toujours, dit l'oncle Giraud.

1847.

FIN DE PIERRE ET CAMILLE

LE SECRET DE JAVOTTE

I

L'automne dernier, vers huit heures du soir, deux jeunes gens revenant de la chasse suivaient à cheval la route de Noisy, à quelque distance de Luzarches. Derrière eux marchait un piqueux menant les chiens. Le soleil se couchait et dorait au loin la belle forêt de Carenelle, où le feu duc de Bourbon aimait à chasser. Tandis que le plus jeune des deux cavaliers, âgé d'environ vingt-cinq ans, trottait gaiement sur sa monture, et s'amusait à sauter les haies, l'autre paraissait distrait et préoccupé. Tantôt il excitait son cheval et le frappait avec impatience, tantôt il s'arrêtait tout à coup et restait au pas en arrière, comme absorbé par ses pensées. A peine répondait-il aux joyeux discours de son compagnon, qui, de son côté, le raillait de son silence. En un mot, il semblait livré à cette rêverie bizarre, particulière aux savants et aux amoureux, qui sont rarement où ils paraissent être. Arrivé à un carrefour, il mit pied à terre, et, s'avançant au bord d'un fossé, il ramassa une petite branche de saule qui était enfoncée dans le sable assez profondément; il détacha une feuille de cette branche, et, sans qu'on l'aperçût, la glissa furtivement dans son sein; puis, remontant aussitôt à cheval :

— Pierre, dit-il au piqueux, prends le tourne-bride et va-t'en aux Clignets par le village; nous rentrerons, mon frère et moi, par la garenne; car je vois qu'aujourd'hui Gitana n'est pas sage; elle me ferait quelque sottise si nous rencontrions dans le chemin creux quelque troupeau de bestiaux rentrant à la ferme.

Le piqueux obéit et prit avec ses chiens un sentier tracé dans les roches. Voyant cela, le jeune Armand de Berville (ainsi se nommait le moins âgé des deux frères) partit d'un grand éclat de rire :

— Parbleu, dit-il, mon cher Tristan, tu es d'une prudence admirable ce soir. N'as-tu pas peur que Gitana ne soit dévorée par un mouton? Mais tu as beau faire; je parierais que, malgré toutes tes précautions, cette pauvre bête, d'ordinaire si tranquille, va te jouer quelque mauvais tour d'ici à une demi-heure.

— Pourquoi cela? demanda Tristan d'un ton bref et presque irrité.

— Mais, apparemment, répondit Armand en se rapprochant de son frère, parce que nous allons passer devant l'avenue de Renonval, et que ta jument est sujette à caracoler quand elle voit la grille. Heureusement, ajouta-t-il en riant et de plus belle, que madame de Vernage est là, et que tu trouveras chez elle ton couvert mis, si Gitana te casse une jambe.

— Mauvaise langue, dit Tristan souriant à son tour un peu à contre-cœur, qu'est-ce qui pourra donc te déshabituer de tes méchantes plaisanteries?

— Je ne plaisante pas du tout, reprit Armand; et quel mal y a-t-il à cela? Elle a de l'esprit, cette marquise; elle aime le passe-poil, c'est de son âge. N'as-tu pas l'honneur d'être au service du roi dans le régiment des hussards noirs? Si, d'une autre part, elle aime aussi la chasse, et si elle trouve que ton cor fait bon effet au soleil sur ta veste rouge, est-ce que c'est un péché mortel?

— Écoute, écervelé, dit Tristan. Que tu badines ainsi entre nous, si cela te plaît, rien de mieux; mais pense sérieusement à ce que tu dis, quand il y a un tiers pour l'entendre. Madame de Vernage est l'amie de notre mère; sa maison est une des seules ressources que nous ayons dans le pays pour nous désennuyer de cette vie monotone qui t'amuse, toi, avocat sans causes, mais qui me tuerait si je la menais longtemps. La marquise est presque la seule femme parmi nos rares connaissances...

— La plus agréable, ajouta Armand.

— Tant que tu voudras. Tu n'es pas fâché, toi-

même, d'aller à Renonval, lorsqu'on nous y invite.
Ce ne serait pas un trait d'esprit de notre part que
de nous brouiller avec ces gens-là, et c'est ce que tes
discours finiront par faire, si tu continues à jaser au
hasard. Tu sais très bien que je n'ai pas plus qu'un
autre la prétention de plaire à madame de Vernage...

— Prends garde à Gitana! s'écria Armand. Regarde comme elle dresse les oreilles ; je te dis qu'elle
sent la marquise d'une lieue.

— Trêve de plaisanteries. Retiens ce que je te recommande, et tâche d'y penser sérieusement.

— Je pense, dit Armand, et très sérieusement, que
la marquise est très bien en manches plates, et que
le noir lui va à merveille.

— A quel propos cela?

— A propos de manches. Est-ce que tu te figures
qu'on ne voit rien dans ce monde? L'autre jour, en
causant dans le bateau, est-ce que je ne t'ai pas entendu très clairement dire que le noir était ta couleur, et cette bonne marquise, sur ce renseignement,
n'a-t-elle pas eu la grâce de monter dans sa chambre
en rentrant, et de redescendre galamment avec la
plus noire de toutes ses robes?

— Qu'y a-t-il d'étonnant? n'est-il pas tout simple
de changer de toilette pour dîner?

— Prends garde à Gitana, te dis-je ; elle est capable
de s'emporter, et de te mener tout droit, malgré toi,
à l'écurie de Renonval. Et la semaine dernière, à la
fête, cette même marquise, toujours de noir vêtue,
n'a-t-elle pas trouvé naturel de m'installer dans la

grande calèche avec mon chien et M. le curé, pour
grimper dans ton tilbury, au risque de montrer sa
jambe?

—Qu'est-ce que cela prouve? Il fallait bien que
l'un de nous deux subît cette corvée.

—Oui, mais cet *un*, c'est toujours moi. Je ne m'en
plains pas, je ne suis pas jaloux; mais pas plus tard
qu'hier, au rendez-vous de chasse, n'a-t-elle pas
imaginé de quitter sa voiture et de me prendre
mon propre cheval, que je lui ai cédé avec un dé-
sintéressement admirable, pour qu'elle pût galoper
dans les bois à côté de monsieur l'officier? Plains-
toi donc de moi, je suis ta providence; au lieu de
te renfermer dans tes dénégations, tu me devrais,
honnêtement parlant, ta confiance et tes secrets.

— Quelle confiance veux-tu qu'on ait dans un
étourdi tel que toi, et quels secrets veux-tu que je
te dise, s'il n'y a rien de vrai dans tes contes?

— Prends garde à Gitana, mon frère.

— Tu m'impatientes, avec ton refrain. Et quand
il serait vrai que j'eusse fantaisie d'aller ce soir
faire une visite à Renonval, qu'y aurait-il d'extraordinaire? Aurais-je besoin d'un prétexte pour te
prier d'y venir avec moi ou de rentrer seul à la
maison?

— Non, certainement; de même que si nous ve-
nions à rencontrer madame de Vernage se promenant devant son avenue, il n'y aurait non plus rien
de surprenant. Le chemin que tu nous fais prendre
est bien le plus long, il est vrai; mais qu'est-ce que

c'est qu'un quart de lieue de plus ou de moins en comparaison de l'éternité? La marquise doit nous avoir entendus sonner du cor; il serait bien juste qu'elle prît le frais sur la route, en compagnie de son inévitable adorateur et voisin, M. de la Bretonnière.

— J'avoue, dit Tristan, bien aise de changer de texte, que ce M. de la Bretonnière m'ennuie cruellement. Semble-t-il concevable qu'une femme d'autant d'esprit que madame de Vernage se laisse accaparer par un sot, et traîne partout une pareille ombre?

— Il est certain, répondit Armand, que le personnage est lourd et indigeste. C'est un vrai hobereau, dans la force du terme, créé et mis au monde pour l'état de voisin. Voisiner est son lot; c'est même presque sa science, car il voisine comme personne ne le fait. Jamais je n'ai vu un homme mieux établi que lui hors de chez soi. Si on va dîner chez madame de Vernage, il est au bout de la table, au milieu des enfants. Il chuchote avec la gouvernante, il donne de la bouillie au petit; et remarque bien que ce n'est pas un pique-assiette ordinaire et classique, qui se croit obligé de rire si la maîtresse du logis dit un bon mot; il serait plutôt disposé, s'il osait, à tout blâmer et tout contrecarrer. S'il s'agit d'une partie de campagne, jamais il ne manquera de trouver que le baromètre est à variable. Si quelqu'un cite une anecdote, ou parle d'une curiosité, il a vu quelque chose de bien mieux;

mais il ne daigne pas dire quoi, et se contente de
hocher la tête avec une modestie à le souffleter.
L'assommante créature! je ne sais pas, en vérité,
s'il est possible de causer un quart d'heure durant
avec madame de Vernage, quand il est là, sans que
sa tête inquiète et effarouchée vienne se placer
entre elle et vous. Il n'est certes pas beau, il n'a pas
d'esprit; les trois quarts du temps il ne dit mot, et,
par une faveur spéciale de la Providence, il trouve
moyen, en se taisant, d'être plus ennuyeux qu'un
bavard, rien que par la façon dont il regarde parler
les autres. Mais que lui importe? Il ne vit pas, il
assiste à la vie, et tâche de gêner, de décourager et
d'impatienter les vivants. Avec tout cela, la marquise le supporte; elle a la charité de l'écouter, de
l'encourager; je crois, ma foi, qu'elle l'aime, et
qu'elle ne s'en débarrassera jamais.

— Qu'entends-tu par là? demanda Tristan un peu
troublé à ce dernier mot. Crois-tu qu'on puisse
aimer un personnage semblable?

— Non pas d'amour, reprit Armand avec un air
d'indifférence railleuse. Mais enfin ce pauvre homme
n'est pas non plus un monstre. Il est garçon et fort
à l'aise. Il a, comme nous, un petit castel, une petite meute, et un grand vieux carrosse. Il possède
sur tout autre, près de la marquise, cet incomparable avantage que donnent une habitude de dix
ans et une obsession de tous les jours. Un nouveau
venu, un officier en congé, permets-moi de te le
dire tout bas, peut éblouir et plaire en passant;

10.

mais celui qui est là tous les jours a quinte et quatorze par état, sans compter l'industrie, comme dit Basile.

Tandis que les deux frères causaient ainsi, ils avaient laissé les bois derrière eux et commençaient à entrer dans les vignes. Déjà ils apercevaient sur le coteau le clocher du village de Renonval.

— Madame de Vernage, continua Armand, a cen belles qualités ; mais c'est une coquette. Elle passe pour dévote, et elle a un chapelet bénit accroché à son étagère ; mais elle aime assez les fleurettes. Ne t'en déplaise, c'est, à mon avis, une femme difficile à deviner et passablement dangereuse

— Cela est possible, dit Tristan.

— Et même probable, reprit son frère. Je ne suis pas fâché que tu le penses comme moi, et je te dirai volontiers à mon tour : Parlons sérieusement. J'ai depuis longtemps occasion de la connaître et de l'étudier de près. Toi, tu viens ici pour quelques jours ; tu es un jeune et beau garçon, elle une belle et spirituelle femme ; tu ne sais que faire, elle te plaît, tu lui en contes, et elle te laisse dire. Moi, qui la vois l'hiver comme l'été, à Paris comme à la campagne, je suis moins confiant, et elle le sait bien ; c'est pourquoi elle me prend mon cheval et me laisse en tête-à-tête avec le curé. Ses grands yeux noirs, qu'elle baisse vers la terre avec une modestie parfois si sévère, savent se relever vers toi, j'en suis bien sûr, lorsque vous courez la forêt, et je dois convenir que cette femme a un grand charme.

Elle a tourné la tête, à ma connaissance, à trois ou quatre pauvres petits garçons qui ont failli en perdre l'esprit; mais veux-tu que je t'exprime ma pensée? Je te dirai, en style de Scudéry, qu'on pénètre assez facilement jusqu'à l'antichambre de son cœur, mais que l'appartement est toujours fermé, peut-être parce qu'il n'y a personne.

— Si tu ne te trompais pas, dit Tristan, ce serait un assez vilain caractère.

— Non pas à son avis; qu'a-t-on à lui reprocher? Est-ce sa faute si on devient amoureux d'elle? Bien qu'elle n'ait guère plus de trente ans, elle dit à qui veut l'entendre qu'elle a renoncé, depuis qu'elle est veuve, aux plaisirs du monde, qu'elle veut vivre en paix dans sa terre, monter à cheval et prier Dieu. Elle fait l'aumône et va à confesse; or, toute femme qui a un confesseur, si elle n'est pas sincèrement et véritablement religieuse, est la pire espèce de coquette que la civilisation ait inventée. Une femme pareille, sûre d'elle-même, belle encore et jouissant volontiers des petits privilèges de la beauté, sait composer sans cesse, non avec sa conscience, mais avec sa prochaine confession. Aux moments mêmes où elle semble se livrer avec le plus charmant abandon aux cajoleries qu'elle aime tout bas, elle regarde si le bout de son pied est suffisamment caché sous sa robe, et calcule la place où elle peut laisser prendre, sans péché, un baiser sur sa mitaine. A quoi bon, diras-tu? Si la foi lui manque, pourquoi ne pas être franchement coquette? Si elle

croit, pourquoi s'exposer à la tentation? parce
qu'elle la brave et s'en amuse. Et, en effet, on ne
saurait dire qu'elle soit sincère ni hypocrite; elle
est ainsi et elle plaît; ses victimes passent et disparaissent. La Bretonnière, le silencieux, restera jusqu'à sa mort, très probablement, sur le seuil du
temple où ce sphinx aux grands yeux rend ses
oracles et respire l'encens.

Tristan pendant que son frère parlait, avait arrêté
son cheval. La grille du château de Renonval n'était
plus éloignée que d'une centaine de pas. Devant cette
grille, comme Armand l'avait prévu, madame de
Vernage se promenait sur la pelouse, mais elle
était seule, contre l'ordinaire. Tristan changea tout
à coup de visage.

— Écoute, Armand, dit-il, je t'avoue que je l'aime.
Tu es homme et tu as du cœur; tu sais aussi bien
que moi que devant la passion il n'y a ni loi ni conseil. Tu n'es pas le premier qui me parle ainsi d'elle;
on m'a dit tout cela, mais je n'en puis rien croire.
Je suis subjugué par cette femme; elle est si charmante, si aimable, si séduisante, quand elle veut...

— Je le sais très bien, dit Armand.

— Non, s'écria Tristan, je ne puis croire qu'avec
tant de grâce, de douceur, de piété, car enfin elle
fait l'aumône, comme tu le dis, et remplit ses devoirs; je ne puis, je ne veux pas croire qu'avec tous
les dehors de la franchise et de la bonté, elle puisse
être telle que tu te l'imagines. Mais il n'importe:
je cherchais un motif pour te laisser en chemin, et

pour rester seul; j'aime mieux m'en fier à ta parole. Je vais à Renonval; retourne aux Clignets. Si notre bonne mère s'inquiète de ne pas me voir avec toi, tu lui diras que j'ai perdu la chasse, que mon cheval est malade, ce que tu voudras. Je ne veux faire qu'une courte visite, et je reviendrai sur-le-champ.

— Pourquoi ce mystère, s'il en est ainsi?

— Parce que la marquise elle-même reconnaît que c'est le plus sage. Les gens du pays sont bavards, sots, et importuns comme trois petites villes ensemble. Garde-moi le secret; à ce soir.

Sans attendre une réponse, Tristan partit au galop.

Demeuré seul, Armand changea de route, et prit un chemin de traverse qui le menait plus vite chez lui. Ce n'était pas, on le pense bien, sans déplaisir ni sans une sorte de crainte qu'il voyait son frère s'éloigner. Jeune d'années, mais déjà mûri par une précoce expérience du monde, Armand de Berville, avec un esprit souvent léger en apparence, avait beaucoup de sens et de raison. Tandis que Tristan, officier distingué dans l'armée, courait en Algérie les chances de la guerre, et se livrait parfois aux dangereux écarts d'une imagination vive et passionnée, Armand restait à la maison et tenait compagnie à sa vieille mère. Tristan le raillait parfois de ses goûts sédentaires, et l'appelait M. l'abbé, prétendant que, sans la révolution, il aurait porté la tonsure, en sa qualité de cadet; mais cela ne le fâchait pas. Va pour le titre, répondait-il, mais donne-moi le bénéfice. La baronne de Berville, la mère, veuve depuis longtemps, habitait le Marais en hiver, et dans la belle saison la petite terre des Clignets. Ce n'était pas une maison assez riche pour entretenir un grand équipage ; mais comme les jeunes gens aimaient la chasse, et que la baronne adorait ses enfants, on avait fait venir des *foxhounds* d'Angleterre ; quelques voisins avaient suivi cet exemple ; ces petites meutes réunies formaient de quoi composer des chasses passables dans les bois qui entouraient la forêt de Carenelle. Ainsi s'étaient établies rapidement, entre les habitants des Clignets, et ceux de deux ou trois châteaux des environs, des relations amicales et presque intimes. Madame de Vernage, comme on vient de le voir, était la reine du canton. Depuis le sieur de Franconville, et le magistrat de Beauvais, jusqu'à l'élégant un peu arriéré de Luzarches, tout rendait hommage à la belle marquise, voire même le curé de Noisy. Renonval était le rendez-vous de ce qu'il y avait de personnes notables dans l'arrondissement de Pontoise. Toutes étaient d'accord pour vanter, comme Tristan, la grâce et la bonté de la châtelaine. Personne ne résistait à l'empire souverain qu'elle exerçait, comme on dit, sur les cœurs ; et c'était précisément pourquoi Armand était fâché que son frère ne revînt pas souper avec lui.

Il ne lui fut pas difficile de trouver un prétexte pour justifier cette absence, et de dire à la baronne en rentrant que Tristan s'était arrêté chez un fer-

mier, avec lequel il était en marché pour un coin
de terre. Madame de Berville, qui ne dînait qu'à
neuf heures quand ses enfants allaient à la chasse,
afin de prendre son repas en famille, voulut attendre pour se mettre à table que son fils aîné fût
revenu. Armand, mourant de faim et de soif, comme
tout chasseur qui a fait son métier, parut médiocre-
ment satisfait de ce retard qu'on lui imposait. Peut-
être craignait-il, à part lui, que la visite à Renonval
ne se prolongeât plus longtemps qu'il n'avait été dit.
Quoi qu'il en fût, il prit d'abord, pour se donner
un peu de patience, un acompte sur le dîner, puis
il alla visiter ses chiens et jeter à l'écurie le coup
d'œil du maître, et revint s'étendre sur un canapé,
déjà à moitié endormi par la fatigue de la journée.

La nuit était venue, et le temps s'était mis à l'o-
rage. Madame de Berville, assise, comme de coutume,
devant son métier à tapisserie, regardait la pendule,
puis la fenêtre, où ruisselait la pluie. Une demi-heure
s'écoula lentement, et bientôt vint l'inquiétude :

— Que fait donc ton frère? disait la baronne ; il est
impossible qu'à cette heure et par un temps semblable il s'arrête si longtemps en route ; quelque accident lui sera arrivé : je vais envoyer à sa rencontre.

— C'est inutile, répondait Armand ; je vous jure
qu'il se porte aussi bien que nous, et peut-être
mieux, car, voyant cette pluie, il se sera sans doute
fait donner à souper dans quelque cabaret de Noisy,
pendant que nous sommes à l'attendre.

L'orage redoublait, le temps se passait; de

guerre lasse, on servit le dîner ; mais il fut triste et
silencieux. Armand se reprochait de laisser ainsi sa
mère dans une incertitude cruelle, et qui lui semblait inutile ; mais il avait donné sa parole. De son
côté, madame de Berville voyait aisément, sur le visage de son fils, l'inquiétude qui l'agitait ; elle n'en
pénétrait pas la cause, mais l'effet ne lui échappait
pas. Habituée à toute la tendresse et aux confidences
même d'Armand, elle sentait que s'il gardait le
silence, c'est qu'il y était obligé. Par quelle raison?
Elle l'ignorait, mais elle respectait cette réserve,
tout en ne pouvant s'empêcher d'en souffrir. Elle
levait les yeux vers lui d'un air craintif et presque
suppliant, puis elle écoutait gronder la foudre, et
haussait les épaules en soupirant. Ses mains tremblaient, malgré elle, de l'effort qu'elle faisait pour
paraître tranquille. A mesure que l'heure avançait,
Armand se sentait de moins en moins le courage
de tenir sa promesse. Le dîner terminé, il n'osait se
lever ; la mère et le fils restèrent longtemps seuls
appuyés sur la table desservie, et se comprenant
sans ouvrir les lèvres.

Vers onze heures, la femme de chambre de la baronne étant venue apporter les bougeoirs, madame
de Berville souhaita le bonsoir à son fils, et se retira
dans son appartement pour dire ses prières accou-
tumées.

— Que fait-il, en effet, cet étourdi garçon? se disait Armand, tout en se débarrassant, pour se mettre
au lit, de son attirail de chasseur. Rien de bien in-

quiétant, cela est probable. Il fait les yeux doux à
madame de Vernage, et subit le silence imposant
de la Bretonnière. Est-ce bien sûr? Il me semble
qu'à cette heure-ci la Bretonnière doit être dans
son coche, en route pour aller se coucher. Il est vrai
que Tristan est peut-être en route aussi; j'en doute,
pourtant; le chemin n'est pas bon, il pleut bien fort
pour monter à cheval. D'une autre part, il y a d'ex-
cellents lits à Renonval, et une marquise si polie peut
certainement offrir un asile à un capitaine surpris
par l'orage. Il est probable, tout bien considéré, que
Tristan ne reviendra que demain. Cela est fâcheux,
pour deux raisons : d'abord, cela inquiète notre
mère et puis, c'est toujours une chose dangereuse
que ces abris trouvés chez une voisine; il n'y a rien
qui porte moins conseil qu'une nuit passée sous le
toit d'une jolie femme, et on ne dort jamais bien
chez les gens dont on rêve. Quelquefois même, on ne
dort pas du tout. Que va-t-il advenir de Tristan s'il
se prend tout de bon pour cette coquette? Il a du
cœur pour deux, mais tant pis. Elle trouvera aisé
de le jouer, trop aisé, peut-être, c'est là mon espoir.
Elle dédaignera d'en agir faussement envers un si
loyal caractère. Mais, après tout, se disait encore
Armand, en soufflant sur sa bougie, qu'il revienne
quand il voudra, il est beau et brave, il s'est tiré
d'affaire à Constantine, il s'en tirera à Renonval.

Il y avait longtemps que toute la maison reposait
et que le silence régnait dans la campagne, lorsque
le bruit des pas d'un cheval se fit entendre sur la

11

route. Il était deux heures du matin ; une voix impérieuse cria qu'on ouvrît, et tandis que le garçon
d'écurie levait lourdement, l'une après l'autre, les
barres de fer qui retenaient la grande porte, les
chiens se mirent, selon leur coutume, à pousser de
longs gémissements. Armand, qui dormait de tout
son cœur, réveillé en sursaut, vit tout à coup devant
lui son frère tenant un flambeau et enveloppé d'un
manteau dégouttant de pluie.

— Tu rentres à cette heure-ci ? lui dit-il ; il est
bien tard ou bien matin.

Tristan s'approcha de lui, lui serra la main, et
lui dit, avec l'accent d'une colère presque furieuse :

— Tu avais raison, c'est la dernière des femmes,
et je ne la reverrai de ma vie.

Après quoi il sortit brusquement.

II

Malgré toutes les questions, toutes les instances
que put faire Armand, Tristan ne voulut donner à
son frère aucune explication des étranges paroles
qu'il avait prononcées en rentrant. Le lendemain,
il annonça à sa mère que ses affaires le forçaient
d'aller à Paris pour quelques jours, et donna ses
ordres en conséquence ; il avait le dessein de partir
le soir même.

Il faut convenir, disait Armand, que tu en agis
avec moi d'une façon un peu cavalière. Tu me fais
la moitié d'une confidence, et tu t'en vas d'un jour
à l'autre avec le reste de ton secret. Que veux-tu
que je pense de ce départ impromptu?

— Ce qu'il te plaira, répondit Tristan avec une
indifférence si tranquille qu'elle semblait n'avoir
rien d'emprunté; tu ne feras qu'y perdre ta peine.
J'ai eu un mouvement de colère, il est vrai, pour
une bagatelle, une querelle d'amour-propre, une
bouderie, comme tu voudras l'appeler. La Bretonnière m'a ennuyé; la marquise était de mauvaise
humeur; l'orage m'a contrarié; je suis revenu je ne
sais pourquoi, et je t'ai parlé sans savoir ce que je
disais. Je conviendrai bien, si tu veux, qu'il y a un
peu de froid entre la marquise et moi; mais à la
première occasion, tu nous verras amis comme devant.

— Tout cela est bel et bon, répliquait Armand,
mais tu ne parlais pas hier par énigme, quand tu
m'as dit : C'est la dernière des femmes. Il n'y a là
mauvaise humeur qui tienne. Quelque chose est
arrivé que tu me caches.

— Et que veux-tu qu'il me soit arrivé? demandait Tristan.

A cette question, Armand baissait la tête, et restait muet, car, en pareille circonstance, du moment
que son frère se taisait, toute supposition, même
faite en plaisantant, pouvait être aisément bles-
sante.

Vers le milieu de la journée, une calèche découverte entra dans la cour des Clignets. Un petit homme d'assez mauvaise tournure, à l'air gauche et endimanché, descendit aussitôt de la voiture, baissa lui-même le marchepied et présenta la main à une grande et belle femme, mise simplement et avec goût. C'était madame de Vernage et la Bretonnière qui venaient faire visite à la baronne. Tandis qu'ils montaient le perron, où madame de Berville vint les recevoir, Armand observa le visage de son frère avec un peu de surprise et beaucoup d'attention Mais Tristan le regarda en souriant, comme pour lui dire : Tu vois qu'il n'y a rien de nouveau.

A la tournure aisée que prit la conversation, aux politesses froides, mais sans nulle contrainte, qu'échangèrent Tristan et la marquise, il ne semblait pas, en effet, que rien d'extraordinaire se fût passé la veille. La marquise apportait à madame de Berville, qui aimait les oiseaux, un nid de rouges-gorges ; la Bretonnière l'avait dans son chapeau. On descendit dans le jardin et on alla voir la volière. La Bretonnière, bien entendu, donna le bras à la baronne ; les deux jeunes gens restèrent près de madame de Vernage. Elle paraissait plus gaie que de coutume ; elle marchait au hasard de côté et d'autre sans respect pour les buis de la baronne, et tout en se faisant un bouquet au passage :

— Eh bien ! messieurs, dit-elle, quand chassons-nous ?

Armand attendait cette question pour entendre

Tristan annoncer son départ. Il l'annonça effecti-
vement du ton le plus calme, mais, en même temps,
il fixa sur la marquise un regard pénétrant, presque dur et offensif. Elle ne parut y faire aucune attention, et ne lui demanda même pas quand il
comptait revenir.

— En ce cas-là, reprit-elle, monsieur Armand,
vous serez le seul représentant des Berville que nous
verrons à Renonval ; car je suppose que nous vous
aurons. La Bretonnière dit qu'il a découvert, avec
les lunettes de mon garde, une espèce de cochon
sauvage à qui la barbe vient comme aux oiseaux les
plumes...

— Point du tout, dit la Bretonnière, c'est une
sorte de truie chinoise, de couleur noire, appelée
tonkin. Lorsque ces animaux quittent la basse-cour
et s'habituent à vivre dans les bois...

— Oui, dit la marquise, ils deviennent farouches,
et, à force de manger du gland, les défenses leur
poussent au bout du museau.

— C'est de toute vérité, répondit la Bretonnière,
non pas, il est vrai, à la première, ni même à la seconde génération ; mais il me suffit que le fait existe,
ajouta-t-il d'un air satisfait.

— Sans doute, reprit madame de Vernage, et si
un homme s'avisait de faire comme mesdames les
tonkines, de s'installer dans une forêt, il en résul-
terait que ses petits-enfants auraient des cornes sur
la tête. Et c'est ce qui prouve, continua-t-elle en
frappant de son bouquet sur la main de Tristan,

11.

qu'on a grand tort de faire le sauvage : cela ne réussit à personne.

—- Cela est encore vrai, dit la Bretonnière ; la sauvagerie est un grand défaut.

— Elle vaut pourtant mieux, répondit Tristan, qu'une certaine espèce de domesticité.

La Bretonnière ouvrait de grands yeux, ne sachant trop s'il devait se fâcher.

— Oui, dit madame de Berville à la marquise vous avez bien raison. Grondez-moi ce méchant garçon, qui est toujours sur les grands chemins, et qui veut encore nous quitter ce soir pour aller à Paris. Défendez-lui donc de partir.

Madame de Vernage, qui, tout à l'heure, n'avait pas dit un mot pour essayer de retenir Tristan, se voyant ainsi priée de le faire, y mit aussitôt toute l'insistance et toute la bonne grâce dont elle était capable. Elle prit son plus doux regard et son plus doux sourire pour dire à Tristan qu'il se moquait, qu'il n'avait point d'affaires à Paris, que la curiosité d'une chasse au tonkin devait l'emporter sur tout au monde ; qu'enfin elle le priait officiellement de venir déjeuner le lendemain à Renonval. Tristan répondait à chacun de ses compliments par un de ces petits saluts insignifiants qu'ont inventés les gens qui ne savent quoi dire : il était clair que sa patience était mise à une cruelle épreuve. Madame de Vernage n'attendit pas un refus qu'elle prévoyait, et, dès qu'elle eut cessé de parler, elle se retourna et s'occupa d'autre chose, exactement comme si elle eût répété une comédie et que son rôle eût été fini.

— Que signifie tout cela? se disait toujours Armand. Quel est celui qui en veut à l'autre? Est-ce mon frère? est-ce la Bretonnière? Que vient faire ici la marquise?

La façon d'être de madame de Vernage était, en effet, difficile à comprendre. Tantôt elle témoignait à Tristan une froideur et une indifférence marquées, tantôt elle paraissait le traiter avec plus de familiarité et de coquetterie qu'à l'ordinaire. — Cassez-moi donc cette branche-là, lui disait-elle, cherchez-moi du muguet. J'ai du monde ce soir, je veux être toute en fleurs ; je compte mettre une robe botanique, et avoir un jardin sur la tête.

Tristan obéissait : il le fallait bien. La marquise se trouva bientôt avoir une véritable botte de fleurs, mais aucune ne lui plaisait. — Vous n'êtes pas connaisseur, disait-elle, vous êtes un mauvais jardinier; vous brisez tout, et vous croyez bien faire parce que vous vous piquez les doigts ; mais ce n'est pas cela, vous ne savez pas choisir.

En parlant ainsi, elle effeuillait les branches, puis les laissait tomber à terre, et les repoussait du pied en marchant, avec ce dédain sans souci qui fait quelquefois tant de mal le plus innocemment du monde.

Il y avait au milieu du parc une petite rivière avec un pont de bois qui était brisé, mais dont il restait encore quelques planches. La Bretonnière, selon sa manie, déclara qu'il y avait danger à s'y hasarder, et qu'il fallait revenir par un autre chemin. La mar-

quise voulut passer, et commençait à prendre les
devants, quand la baronne lui représenta qu'en effet
ce pont était vermoulu, et qu'elle courait le risque
d'une chute assez grave.

— Bah ! dit madame de Vernage. Vous calomniez
vos planches pour faire les honneurs de la profon-
deur de votre rivière ; et si je faisais comme Condé,
qu'est-ce qu'il arriverait donc?

Devant monter à cheval au retour, elle avait à la
main une cravache. Elle la jeta de l'autre côté de
l'eau, dans une petite île : — Maintenant, messieurs,
reprit-elle, voilà mon bâton jeté à l'ennemi. Qui de
vous ira le chercher?

— C'est fort imprudent, dit la Bretonnière ; cette
cravache est fort jolie ; la pomme en est très-bien
ciselée.

— Y aura-t-il du moins une récompense honnête?
demanda Armand.

— Fi donc ! s'écria la marquise. Vous marchan-
dez avec la gloire ! Et vous, monsieur le hussard,
ajouta-t-elle en se tournant vers Tristan, qu'est-ce
que vous dites? passerez-vous?

Tristan semblait hésiter, non par crainte du danger ni du ridicule, mais par un sentiment de répugnance à se voir ainsi provoqué pour une semblable bagatelle. Il fronça le sourcil et répondit
froidement :

— Non, madame.

— Hélas ! dit madame de Vernage en soupirant, si

mon pauvre Phanor était là, il m'aurait déjà rendu ma cravache.

La Bretonnière, tâtant le pont avec sa canne, le contemplait d'un air de réflexion profonde ; appuyée nonchalamment sur la poutre brisée qui servait de rampe, la marquise s'amusait à faire plier les planches en se balançant au-dessus de l'eau : elle s'élança tout à coup, traversa le pont avec une vivacité et une légèreté charmantes, et se mit à courir dans l'île. Armand avait voulu la prévenir, mais son frère lui prit le bras, et se mettant à marcher à grands pas, l'entraîna à l'écart dans une allée ; là, dès que les deux jeunes gens furent seuls :

— La patience m'échappe, dit Tristan. J'espère que tu ne me crois pas assez sot pour me fâcher d'une plaisanterie ; mais cette plaisanterie a un motif. Sais-tu ce qu'elle vient chercher ici ? Elle vient me braver, jouer avec ma colère, et voir jusqu'à quel point j'endurerai son audace ; elle sait ce que signifie son froid persiflage. Misérable cœur ! méprisable femme, qui, au lieu de respecter mon silence et de me laisser m'éloigner d'elle en paix, vient promener ici sa petite vanité, et se faire une sorte de triomphe d'une discrétion qu'on ne lui doit pas !

— Explique-toi, dit Armand ; qu'y a-t-il ?

— Tu sauras tout, car, aussi bien, tu y es intéressé, puisque es mon frère. Hier au soir, pendant que nous causions sur la route, et que tu me disais tant de mal de cette femme, je suis descendu de cheval au carrefour des Roches. Il y avait à terre

une branche de saule, que tu ne m'as pas vu ramasser ; cette branche de saule, c'était madame de
Vernage qui l'avait enfoncée dans le sable, en se
promenant le matin. Elle riait tout à l'heure en m'en
faisant casser d'autres aux arbres ; mais celle-là
avait un sens ; elle voulait dire que la gouvernante
et les enfants de la marquise étaient allés chez son
oncle à Beaumont, que la Bretonnière ne viendrait
pas dîner, et que si je craignais d'éveiller les gens
en sortant de Renonval un peu plus tard, je pouvais
laisser mon cheval chez le bonhomme du Héloy.

— Peste ! dit Armand, tout cela dans un brin de
saule !

— Oui, et plût à Dieu que j'eusse repoussé du
pied ce brin de saule comme elle vient de le faire
pour nos fleurs ; mais je te l'ai dit, et tu l'as vu toi-
même, je l'aimais, j'étais sous le charme. Quelle
bizarrerie ! Oui ! hier encore je l'adorais. J'étais tout
amour, j'aurais donné mon sang pour elle, et aujourd'hui...

— Eh bien ! aujourd'hui ?

— Écoute ; il faut, pour que tu me comprennes,
que tu saches d'abord une petite aventure qui m'est
arrivée l'an passé. Tu sauras donc qu'au bal de
l'Opéra j'ai rencontré une espèce de grisette, de
modiste, je ne sais quoi. Je suis venu à faire sa connaissance par un hasard assez singulier. Elle était
assise à côté de moi, et je ne faisais nulle attention
à elle, lorsque Saint-Aubin, que tu connais, vint me
dire bonsoir. Au même instant, ma voisine, comme

effrayée, cacha sa tête derrière mon épaule; elle
me dit à l'oreille qu'elle me suppliait de la tirer
d'embarras, de lui donner le bras pour faire un tour
de foyer; je ne pouvais guère m'y refuser. Je me
levai avec elle, et je quittai Saint-Aubin. Elle me
conta là-dessus qu'il était son amant, qu'elle avait
peur de lui, qu'il était jaloux, enfin, qu'elle le fuyait.
Je me trouvais ainsi tout à coup jouer, aux yeux de
Saint-Aubin, le rôle d'un rival heureux; car il avait
reconnu sa grisette, et nous suivait d'un air mécon-
tent. Que dirai-je? Il me parut plaisant de te prendre
à peu près au sérieux ce rôle que l'occasion m'offrait. J'emmenai souper la petite fille. Saint-Aubin,
le lendemain, vint me trouver et voulut se fâcher.
Je lui ris au nez, et je n'eus pas de peine à lui faire
entendre raison. Il convint de bonne grâce qu'il
n'était guère possible de se couper la gorge pour une
demoiselle qui se réfugiait au bal masqué pour fuir
la jalousie de son amant. Tout se passa en plaisanterie, et l'affaire fut oubliée; tu vois que le mal
n'est pas grand.

— Non, certes; il n'y a là rien de bien grave.

— Voici maintenant ce qui arrive. Saint-Aubin,
comme tu sais, voit quelquefois madame de Vernage. Il est venu ici et à Renonval. Or, cette nuit,
au moment même où la marquise, assise près de
moi, écoutait de son air de reine toutes les folies qui
me passaient par la tête, et essayait, en souriant,
cette bague qui, grâce au ciel, est encore à mon
doigt, sais-tu ce qu'elle imagine de me dire? que

cette histoire de bal lui a été contée, qu'elle la sait de bonne source, que Saint-Aubin adorait cette grisette, qu'il a été au désespoir de l'avoir perdue, qu'il a voulu se venger, qu'il m'a demandé raison, que j'ai reculé, et qu'alors...

Tristan ne put achever. Pendant quelques minutes les deux frères marchèrent en silence.

— Qu'as-tu répondu? dit enfin Armand.

— Je lui ai répondu une chose très simple. Je lui ai dit tout bonnement : « Madame la marquise, un homme qui souffre qu'un autre homme lève la main sur lui impunément s'appelle un lâche, vous le savez très bien. Mais la femme qui, sachant cela, ou le croyant, devient la maîtresse de ce lâche, s'appelle aussi d'un certain nom qu'il est inutile de vous dire. » Là-dessus, j'ai pris mon chapeau.

— Et elle ne t'a pas retenu?

— Si fait, elle a d'abord voulu prendre les choses en riant, et me dire que je me fâchais pour un propos en l'air. Ensuite, elle m'a demandé pardon de m'avoir offensé sans dessein; je ne sais même pas si elle n'a pas essayé de pleurer. A tout cela, je n'ai rien répliqué, sinon que je n'attachais aucune importance à une indignité qui ne pouvait m'atteindre, qu'elle était libre de croire et de penser tout ce que bon lui semblerait, et que je ne me donnerais pas la moindre peine pour lui ôter son opinion. Je suis, lui ai-je dit, soldat depuis dix ans, mes camarades qui me connaissent auraient quelque peine à admettre votre conte, et par con-

séquent je ne m'en soucie qu'autant qu'il faut pour
le mépriser.

— Est-ce là réellement ta pensée?

— Y songes-tu? Si je pouvais hésiter à savoir ce
que j'ai à faire, c'est précisément parce que je suis
soldat que je n'aurais pas deux partis à prendre.
Veux-tu que je laisse une femme sans cœur plai-
santer avec mon honneur, et répéter demain sa misérable histoire à une coquette de son bord, ou à
quelqu'un de ces petits garçons à qui tu prétends
qu'elle tourne la tête? Supposes-tu que mon nom, le
tien, celui de notre mère, puisse devenir un objet
de risée? Seigneur Dieu! cela fait frémir!

— Oui, dit Armand, et voilà cependant les petits
badinages pleins de grâce qu'inventent ces dames
pour se désennuyer. Faire d'une niaiserie un roman
bien noir, bien scandaleux, voilà le bon plaisir de
leur cervelle creuse. Mais que comptes-tu faire
maintenant?

— Je compte aller ce soir à Paris. Saint-Aubin est
aussi un soldat; c'est un brave; je suis loin de
croire, Dieu m'en préserve! qu'un mot de sa part
ait jamais pu donner l'idée de cette fable fabriquée
par quelque femme de chambre; mais, à coup sûr,
je le ramènerai ici, et il ne lui sera pas plus difficile
de dire tout haut la vérité, qu'il ne me le sera, à
moi, de l'entendre. C'est une démarche fâcheuse,
pénible, que je ferai là, sans nul doute; c'est une
triste chose que d'aller trouver un camarade, et de
lui dire : On m'accuse d'avoir manqué de cœur.

12

Mais n'importe, en pareille circonstance, tout est juste et doit être permis. Je te le répète, c'est notre nom que je défends, et s'il ne devait pas sortir de là pur comme de l'or, je m'arracherais moi-même la croix que je porte. Il faut que la marquise entende Saint-Aubin lui dire, en ma présence, qu'on lui a répété un sot conte, et que ceux qui l'ont forgé en ont menti. Mais une fois cette explication faite, il faut que la marquise m'entende aussi à mon tour ; il faut que je lui donne bien discrètement, en termes bien polis, en tête-à-tête, une leçon qu'elle n'oublie jamais ; je veux avoir le petit plaisir de lui exprimer nettement ce que je pense de son orgueil et de sa ridicule pruderie. Je ne prétends pas faire comme Bussy d'Amboise, qui, après avoir exposé sa vie pour aller chercher le bouquet de sa maîtresse, le lui jeta à la figure : je m'y prendrai plus civilement ; mais quand une bonne parole produit son effet, il importe peu comment elle est dite, et je te réponds que d'ici à quelque temps, du moins, la marquise sera moins fière, moins coquette et moins hypocrite.

— Allons rejoindre la compagnie, dit Armand, et ce soir j'irai avec toi. Je te laisserai faire tout seul, cela va sans dire ; mais, si tu le permets, je serai dans la coulisse.

La marquise se disposait à retourner chez elle lorsque les deux frères reparurent. Elle se doutait vraisemblablement qu'elle avait été pour quelque chose dans leur conversation, mais son visage n'en

exprimait rien ; jamais, au contraire, elle n'avait
semblé plus calme et plus contente d'elle-même.
Ainsi qu'il a été dit, elle s'en allait à cheval. Tristan,
faisant les honneurs de la maison, s'approcha pour
lui prendre le pied et la mettre en selle. Comme elle
avait marché sur le sable mouillé, son brodequin
était humide, en sorte que l'empreinte en resta
marquée sur le gant de Tristan. Dès que madame
de Vernage fut partie, Tristan ôta ce gant, et le jeta
à terre :

— Hier, je l'aurais baisé, dit-il à son frère.

Le soir venu, les deux jeunes gens prirent la poste
ensemble, et allèrent coucher à Paris. Madame de
Berville, toujours inquiète et toujours indulgente,
comme une vraie mère qu'elle était fit semblant de
croire aux raisons qu'ils prétendirent avoir pour
partir. Dès le lendemain matin, comme on le pense
bien, leur premier soin fut d'aller demander M. de
Saint-Aubin, capitaine de dragons, rue Neuve-
Saint-Augustin, à l'hôtel garni où il logeait habituellement quand il était en congé.

— Dieu veuille que nous le trouvions ! disait Armand. Il est peut-être en garnison bien loin.

— Quand il serait à Alger, répondait Tristan, il
faut qu'il parle, ou du moins qu'il écrive ; j'y met-
trai six mois, s'il le faut, mais je le trouverai, ou il
dira pourquoi.

Le garçon de l'hôtel était un Anglais, chose fort
commode peut-être pour les sujets de la reine
Victoria curieux de visiter Paris, mais assez gê-

nante pour les Parisiens. A la première parole de
Tristan, il répondit par l'exclamation la plus britannique :

— Oh !

— Voilà qui est bien, dit Armand, plus impatient
encore que son frère ; mais M. de Saint-Aubin est-il
ici ?

— Oh ! no.

— N'est-ce pas dans cette maison qu'il demeure ?

— Oh ! yes.

— Il est donc sorti ?

— Oh ! no !

— Expliquez-vous. Peut-on lui parler ?

— No, sir, impossible.

— Pourquoi, impossible ?

— Parce que il est... Comment dites-vous ?

— Il est malade ?

— Oh ! no, il est mort.

III

Il serait difficile de peindre l'espèce de consterna-
tion qui frappa Tristan et son frère en apprenant la
mort de l'homme qu'ils avaient un si grand désir de
retrouver. Ce n'est jamais, quoi qu'on en dise, une
chose indifférente que la mort. On ne la brave pas
sans courage, on ne la voit pas sans horreur, et il est
même douteux qu'un gros héritage puisse rendre

vraiment agréable sa hideuse figure, dans le moment où elle se présente. Mais quand elle nous enlève subitement quelque bien ou quelque espérance, quand elle se mêle de nos affaires et nous prend dans les mains ce que nous croyons tenir, c'est alors surtout qu'on sent sa puissance, et que l'homme reste muet devant le silence éternel.

Saint-Aubin avait été tué en Algérie, dans une razzia. Après s'être fait raconter, tant bien que mal, par les gens de l'hôtel, les détails de cet événement, les deux frères reprirent tristement le chemin de la maison qu'ils habitaient à Paris.

— Que faire maintenant? dit Tristan ; je croyais n'avoir, pour sortir d'embarras, qu'un mot à dire à un honnête homme, et il n'est plus. Pauvre garçon ! je m'en veux à moi-même de ce qu'un motif d'intérêt personnel se mêle au chagrin que me cause sa mort. C'était un brave et digne officier ; nous avions bivouaqué et trinqué ensemble. Ayez donc trente ans, une vie sans reproche, une bonne tête et un sabre au côté, pour aller vous faire assassiner par un Bédouin en embuscade ! Tout est fini, je ne songe plus à rien, je ne veux pas m'occuper d'un conte quand j'ai à pleurer un ami. Que toutes les marquises du monde disent ce qui leur plaira.

— Ton chagrin est juste, répondit Armand ; je le partage et je le respecte ; mais, tout en regrettant un ami et en méprisant une coquette, il ne faut pourtant rien oublier ! Le monde est là, avec ses lois, il ne voit ni ton dédain ni tes larmes: il faut lui répondre dans sa langue, ou, tout au moins, l'obliger à se taire.

— Et que veux-tu que j'imagine ? Où veux-tu que je trouve un témoin, une preuve quelconque, un être ou une chose qui puisse parler pour moi ? Tu comprends bien que Saint-Aubin, lorsqu'il est venu me trouver pour s'expliquer en galant homme sur une aventure de grisette, n'avait pas amené avec lui tout son régiment. Les choses se sont passées en tête-à-tête ; si elles eussent dû devenir sérieuses, certes, alors, les témoins seraient là ; mais nous nous sommes donné une poignée de main, et nous avons déjeuné ensemble ; nous n'avions que faire d'inviter personne.

— Mais il n'est guère probable, reprit Armand, que cette sorte de querelle et de réconciliation soit demeurée tout à fait secrète. Quelques amis communs ont dû la connaître. Rappelle-toi, cherche dans tes souvenirs.

— Et à quoi bon ? quand même, en cherchant bien, je pourrais retrouver quelqu'un qui se souvînt de cette vieille histoire, ne veux-tu pas que j'aille me faire donner par le premier venu une espèce d'attestation comme quoi je ne suis pas un poltron ? Avec Saint-Aubin, je pouvais agir sans crainte ; tout se demande à un ami. Mais quel rôle jouerais-je, à l'heure qu'il est, en allant dire à un de nos camarades : Vous rappelez-vous une petite fille, un bal, une querelle de l'an passé ? On se moquerait de moi, et on aurait raison.

— C'est vrai ; et cependant il est triste de laisser une femme, et une femme orgueilleuse, vindicative et offensée, tenir impunément de méchants propos.

— Oui, cela est triste, plus qu'on ne peut le dire. A une insulte faite par un homme on répond par un coup d'épée. Contre toute espèce d'injure, publique ou non... même imprimée, on peut se défendre ; mais quelle ressource a-t-on contre une calomnie sourde, répétée dans l'ombre, à voix basse, par une femme malfaisante qui veut vous nuire ? C'est là le triomphe de la lâcheté. C'est là qu'une pareille créature, dans toute la perfidie du mensonge, dans toute la sécurité de l'impudence, vous assassine à coups d'épingle ; c'est là qu'elle ment avec tout l'orgueil, toute la joie de la faiblesse qui se venge ; c'est là qu'elle glisse à loisir, dans l'oreille d'un sot qu'elle cajole, une infamie étudiée, revue et augmentée, par l'auteur ; et cette infamie fait son chemin, cela se répète, se commente, et l'honneur, le bien du soldat, l'héritage des aïeux, le patrimoine des enfants, est mis en question pour une telle misère !

Tristan parut réfléchir pendant quelque temps, puis il ajouta d'un ton à demi sérieux, à demi plaisant :

— J'ai envie de me battre avec la Bretonnière.

— A propos de quoi ? dit Armand, qui ne put s'empêcher de rire. Que t'a fait ce pauvre diable dans tout cela ?

— Ce qu'il m'a fait, c'est qu'il est très possible qu'il soit au courant de mes affaires. Il est assez dans les initiés, et passablement curieux de sa nature; je ne serais pas du tout surpris que la marquise le prît pour confident.

— Tu avoueras du moins que ce n'est pas sa faute si on lui raconte une histoire, et qu'il n'en est pas responsable.

— Bah! et s'il s'en fait l'éditeur? Cet homme-là, qui n'est qu'une mouche du coche, est plus jaloux cent fois de madame de Vernage que s'il était son mari; et, en supposant qu'elle lui récite ce beau roman inventé sur mon compte, crois-tu qu'il s'amuse à en garder le secret?

— A la bonne heure, mais encore faudrait-il être sûr d'abord qu'il en parle, et même, dans ce cas-là, je ne vois guère qu'il puisse être juste de chercher querelle à quelqu'un parce qu'il répète ce qu'il a entendu dire. Quelle gloire y aurait-il d'ailleurs à faire peur à la Bretonnière? Il ne se battrait certainement pas, et, franchement, il serait dans son droit.

— Il se battrait. Ce garçon-là me gêne; il est ennuyeux, il est de trop dans ce monde.

— En vérité, mon cher Tristan, tu parles comme un homme qui ne sait à qui s'en prendre. Ne dirait-on pas, à t'entendre, que tu cherches une affaire d'honneur pour rétablir ta réputation, ou que tu as besoin d'une balafre pour la montrer à ta maîtresse, comme un étudiant allemand?

— Mais aussi c'est que je me trouve dans une situation vraiment intolérable. On m'accuse, on me

déshonore, et je n'ai pas un moyen de me venger!
Si je croyais réellement...

Les deux jeunes gens passaient en cet instant sur
le boulevard, devant la boutique d'un bijoutier.
Tristan s'arrêta de nouveau, tout à coup, pour regarder un bracelet placé dans l'étalage.

— Voilà une chose étrange, dit-il.

— Qu'est-ce que c'est? veux-tu te battre aussi
avec la fille de comptoir?

— Non pas, mais tu me conseillais de chercher
dans mes souvenirs. En voici un qui se présente. Tu
vois bien ce bracelet d'or qui, du reste, n'a rien de
merveilleux : un serpent avec deux turquoises. Dans
le moment de ma dispute avec Saint-Aubin, il venait
de commander, chez ce même marchand, dans cette
boutique, un bracelet comme celui-là, lequel bracelet était destiné à cette grisette dont il s'occupait,
et qui avait failli nous brouiller; lorsque, après notre querelle vidée, nous eûmes déjeuné ensemble :
« Parbleu, me dit-il en riant, tu viens de m'enlever
« la reine de mes pensées à l'instant où je me dispo-
« sais à lui faire un cadeau ; c'était un petit bracelet
« avec mon nom gravé en dedans ; mais, ma foi, elle
« ne l'aura pas. Si tu veux le lui donner, je te le
« cède ; puisque tu es le préféré, il faut que tu payes
« ta bienvenue. — Faisons mieux, répondis-je ;
« soyons de moitié dans l'envoi que tu comptais lui
« faire. — Tu as raison, reprit-il ; mon nom est déjà
« sur la plaque, il faut que le tien y soit gravé aussi,
« et, en signe de bonne amitié, nous y ferons ajou-

« ter la date. » Ainsi fut dit, ainsi fut fait. La date et les deux noms, écrits sur le bracelet, furent envoyés à la demoiselle, et doivent actuellement exister quelque part en la possession de mademoiselle Javotte (c'est le nom de notre héroïne), à moins qu'elle ne l'ait vendu pour aller dîner.

—A merveille ! s'écria Armand ; cette preuve que tu cherchais est toute trouvée. Il faut maintenant que ce bracelet reparaisse. Il faut que la marquise voie les deux signatures, et le jour bien spécifié. Il faut que mademoiselle Javotte elle-même témoigne au besoin de la vérité et de l'identité de la chose? N'en est-ce pas assez pour prouver clairement que rien de sérieux n'a pu se passer entre Saint-Aubin et toi? Certes, deux amis qui, pour se divertir font un pareil cadeau à une femme qu'ils se disputent, ne sont pas bien en colère l'un contre l'autre, et il devient alors évident...

—Oui, tout cela est très-bien, dit Tristan ; ta tête va plus vite que la mienne ; mais pour exécuter cette grande entreprise, ne vois-tu pas qu'avant de retrouver ce bracelet si précieux, il faudrait commencer par retrouver Javotte? Malheureusement ces deux découvertes semblent également difficiles. Si, d'un côté, la jeune personne est sujette à perdre ses nippes, elle est capable, d'une autre part, de s'égarer fort elle-même. Chercher, après un an d'intervalle, une grisette perdue sur le pavé de Paris, et, dans le tiroir de cette grisette, un gage d'amour fabriqué en métal, cela me paraît au-dessus de la puissance humaine ; c'est un rêve impossible à réaliser.

— Pourquoi ? reprit Armand ; essayons toujours. Vois comme le hasard, de lui-même, te fournit l'indice qu'il te fallait : tu avais oublié ce bracelet ; il te le met presque devant les yeux, ou, du moins, il te le rappelle. Tu cherchais un témoin, le voilà, il est irrécusable ; ce bracelet dit tout, ton amitié pour Saint-Aubin, son estime pour toi, le peu de gravité de l'affaire. La Fortune est femme, mon cher ; quand elle fait des avances, il faut en profiter. Penses-y, tu n'as que ce moyen d'imposer silence à madame de Vernage ; mademoiselle Javotte et son serpentin bleu sont ta seule et unique ressource. Paris est grand, c'est vrai, mais nous avons du temps. Ne le perdons pas ; et d'abord, où demeurait jadis cette demoiselle ?

— A te dire vrai, je n'en sais plus rien ; c'était, je crois, dans un passage, une espèce de *square*, de cité.

— Entrons chez le bijoutier, et questionnons-le. Les marchands ont quelquefois une mémoire incroyable ; ils se souviennent des gens après des années, surtout de ceux qui ne les payent pas très bien.

Tristan se laissa conduire par son frère ; tous deux entrèrent dans la boutique. Ce n'était pas une chose facile que de rappeler au marchand un objet de peu de valeur acheté chez lui il y avait longtemps. Il ne l'avait pourtant pas oublié, à cause de la singularité des deux noms réunis :

— Je me souviens, en effet, dit-il, d'un petit bracelet que deux jeunes gens m'ont commandé l'hiver dernier, et je reconnais bien monsieur. Mais quant à savoir où ce bracelet a été porté, et à qui, je n'en peux rien dire.

— C'était à une demoiselle Javotte, dit Armand, qui devait demeurer dans un passage.

— Attendez, reprit le bijoutier. Il ouvrit son livre, le feuilleta, réfléchit, se consulta, et finit par dire : « C'est cela même ; mais ce n'est point le nom de Javotte que je trouve sur mon livre. C'est le nom de madame de Monval, cité Bergère, 4. »

— Vous avez raison, dit Tristan, elle se faisait appeler ainsi ; ce nom de Monval m'était sorti de la tête ; peut-être avait-elle le droit de le porter, car son titre de Javotte n'était, je crois, qu'un sobriquet. Travaillez-vous encore quelquefois pour elle ? vous a-t-elle acheté autre chose ?

— Non, monsieur ; elle m'a vendu, au contraire, une chaîne d'argent cassée qu'elle avait.

— Mais point de bracelet ?

— Non, monsieur.

— Va pour Monval, dit Armand ; grand merci, monsieur. Et quant à nous, en route pour la cité Bergère.

— Je crois, dit Tristan en quittant le bijoutier, qu'il serait bon de prendre un fiacre. J'ai quelque peur que madame de Monval n'ait changé plusieurs fois de domicile, et que notre course ne soit longue.

Cette prévision était fondée. La portière de la cité Bergère apprit aux deux frères que madame de Monval avait déménagé depuis longtemps, qu'elle s'appelait à présent mademoiselle Durand, ouvrière en robes, et qu'elle demeurait rue Saint-Jacques.

— Est-elle à son aise ? a-t-elle de quoi vivre ? demanda Armand, poursuivi par la crainte du bracelet vendu.

— Oh ! oui, monsieur, elle fait beaucoup de dépense ; elle avait ici un logement complet, des meubles d'acajou et une batterie de cuisine. Elle voyait beaucoup de militaires, toutes personnes décorées et très comme il faut. Elle donnait quelquefois de très jolis dîners qu'on faisait venir du café Vachette. Tous ces messieurs étaient bien gais, et il y en avait un qui avait une bien belle voix ; il chantait comme un vrai artiste de l'Académie. Du reste, monsieur, il n'y a jamais eu rien à dire sur le compte de madame de Monval. Elle étudiait aussi pour être artiste ; c'était moi qui faisais son ménage, et elle ne sortait jamais qu'en citadine.

— Fort bien, dit Armand ; allons rue Saint Jacques.

— Mademoiselle Durand ne loge plus ici, répondit la seconde portière, il y a six mois qu'elle s'en est allée, et nous ne savons guère trop où elle est. Ce ne doit pas être dans un palais, car elle n'est pas partie en carrosse, et elle n'emportait pas grand'-chose.

— Est-ce qu'elle menait une vie malheureuse ?

13

— Oh ! mon Dieu, une vie bien pauvre. Elle n'était guère à l'aise, cette demoiselle. Elle demeurait là au fond de l'allée, sur la cour, derrière la fruitière. Elle travaillait toute la sainte journée ; elle ne gagnait guère, et elle avait bien du mal. Elle allait au marché le matin, et elle faisait sa soupe elle-même sur un petit fourneau qu'elle avait. On ne peut pas dire qu'elle manquait de soin, mais cela sentait toujours les choux dans sa chambre. Il y a une dame en deuil qui est venue, une de ses tantes, qui l'a emmenée ; nous croyons qu'elle s'est mise aux sœurs du Bon-Pasteur. La lingère du coin vous dira peut-être cela ; c'était elle qui l'employait.

— Allons chez la lingère, dit Armand ; mais les choux sont de mauvais augure.

Le troisième renseignement recueilli sur Javotte ne fut pas d'abord plus satisfaisant que les deux premiers. Moyennant une petite somme que sa famille avait trouvé moyen de fournir, elle était entrée, en effet, au couvent des sœurs du Bon-Pasteur, et y avait passé environ trois mois. Comme sa conduite était bonne, la protection de quelques personnes charitables l'avait fait admettre par les sœurs, qui lui montraient beaucoup de bonté et qui n'avaient qu'à se louer de son obéissance. Malheureusement, disait la lingère, cette pauvre enfant a une tête si vive qu'il ne lui est pas possible de rester en place. C'était une grande faveur pour elle que d'avoir été reçue comme pensionnaire par les religieuses. Tout le monde disait du bien d'elle, et elle remplissait régulièrement ses devoirs de religion, en même temps qu'elle travaillait très bien, car c'est une bonne ouvrière. Mais tout d'un coup, sa tête est partie ; elle a demandé à s'en aller. Vous comprenez, monsieur, que dans ce temps-ci un couvent n'est pas une prison ; on lui a ouvert les portes, et elle s'est envolée.

— Et vous ignorez ce qu'elle est devenue ?

— Pas tout à fait, répondit en riant la lingère. Il y a une de mes demoiselles qui l'a rencontrée au Ranelagh. Elle se fait appeler maintenant Amélina Rosenval. Je crois qu'elle demeure rue de Bréda, et qu'elle est figurante aux Folies-Dramatiques.

Tristan commençait à se décourager. — Laissons tout cela, dit-il à son frère. A la tournure que prennent les choses, nous n'en aurons jamais fini. Qui sait si mademoiselle Durand, madame de Monval, madame Rosenval, n'est pas en Chine ou à Quimper-Corentin ?

— Il faut y aller voir, disait toujours Armand. Nous avons trop fait pour nous arrêter. Qui te dit que nous ne sommes pas sur le point de découvrir notre voyageuse ? Ouvrière ou artiste, nonne ou figurante, je la trouverai. Ne faisons pas comme cet homme qui avait parié de traverser pieds nus un bassin gelé au mois de janvier, et qui, arrivé à moitié chemin, trouva que c'était trop froid, et revint sur ses pas.

Armand avait raison cette fois. Madame Rosenval

en personne fut découverte rue de Bréda; mais il ne
s'agissait plus à cette nouvelle adresse du couvent,
ni des choux, ni du Ranelagh. De figurante qu'elle
était naguère, madame Rosenval était devenue tout à
coup, par la grâce du hasard et d'un ancien préfet,
personnage important et protecteur des arts, *prima
donna* d'un théâtre de province. Elle habitait depuis
quelque temps une assez grande ville du midi de la
France, où son talent, nouvellement découvert, mais
généreusement encouragé, faisait les délices des con-
naisseurs du lieu et l'admiration de la garnison. Elle
se trouvait à Paris en passant, pour contracter, si
faire se pouvait, un engagement dans la capitale. On
dit aux deux jeunes gens, il est vrai, qu'on ne savait
pas s'ils pourraient être reçus; mais ils furent intro-
duits par une femme de chambre dans un appartement assez riche, d'un goût peu sévère, orné de sta-
tuettes, d glaces et de cartons-pâtes, à peu près
comme un café. La maîtresse du lieu était à sa toilette; elle fit dire qu'on attendît, et qu'elle allait recevoir M. de Berville.

— A présent, je te laisse, dit Armand à son frère;
tu vois que nous sommes venus à bout de notre campagne. C'est à toi de faire le reste; décide madame
Rosenval à te rendre ton bracelet; qu'elle l'accom-
pagne d'un mot de sa main qui donne plus de poids
à cette restitution; reviens armé de cette preuve au-
thentique, et moquons-nous de la marquise.

Armand sortit sur ces paroles, et Tristan resta seul
à se promener dans le somptueux salon de Javotte.

Il y était depuis un quart d'heure, lorsque la porte de
la chambre à coucher s'ouvrit. Un gros et grand monsieur, à la démarche grave, à la tête grisonnante,
portant des lunettes, une chaîne, un binocle et des
breloques de montre, le tout en or, s'avança d'un air
affable et majestueux : — Monsieur, dit-il à Tristan,
j'apprends que vous êtes le parent de madame Rosenval. Si vous voulez prendre la peine d'entrer,
elle vous attend dans son cabinet.

Il fit un léger salut et se retira.

— Peste ! se dit Tristan, il paraît que Javotte vo..
à présent meilleure compagnie que dans l'allée de
la rue Saint-Jacques.

Soulevant une portière de soie chamarrée, que
lui avait indiquée le monsieur aux lunettes d'or, il
pénétra dans un boudoir tendu en mousseline rose,
où madame Rosenval, étendue sur un canapé, le reçut d'un air nonchalant. Comme on ne retrouve
jamais sans plaisir une femme qu'on a aimée, fût-ce
Amélina, fût-ce même Javotte, surtout lorsque l'on
s'est donné tant de peine pour la chercher, Tristan
baisa avec empressement la main fort blanche de son
ancienne conquête, puis il prit place à côté d'elle, et
débuta, comme cela se devait, par lui faire ses compliments sur ce qu'elle était embellie, qu'il la revoyait
plus charmante que jamais, etc... (toutes choses
qu'on dit à toute femme qu'on retrouve, fût-elle devenue plus laide qu'un péché mortel) :

— Permettez-moi, ma chère, ajouta-t-il, de vous
féliciter sur l'heureux changement qui me semble

13

s'être opéré dans vos petites affaires. Vous êtes logée
ici comme un grand seigneur.

— Vous serez donc toujours un mauvais plaisant,
monsieur de Berville? répondit Javotte; tout cela est
fort simple; ce n'est qu'un pied-à-terre; mais je me
fais arranger quelque chose là-bas, car vous savez
que je perche au diable.

— Oui, j'ai appris que vous étiez au théâtre.

— Mon Dieu, oui, je me suis décidée. Vous savez
que la grande musique, la musique sérieuse, a été
l'occupation de toute ma vie. M. le baron, que vous
venez de voir, je suppose, sortant d'ici, et qui est un
de mes bons amis, m'a persécutée pour prendre un
engagement. Que voulez-vous? je me suis laissé faire.
Nous jouons toutes sortes de choses, le drame, le
vaudeville, l'opéra

— On m'a dit cela, reprit Tristan, mais j'ai à vous
parler d'une affaire assez sérieuse, et, comme votre
temps doit être précieux, trouvez bon que je me hâte
de profiter de l'occasion que j'ai de vous faire mes
confidences. Vous souvenez-vous d'un certain bracelet.....

Tout en parlant, Tristan, par distraction, jeta les
yeux sur la cheminée: la première chose qu'il y remarqua fut la carte de visite de la Bretonnière, ac-
crochée à la glace.

— Est-ce que vous connaissez ce personnage-là?
demanda-t-il avec surprise.

— Oui; c'est un ami du baron; je le vois de temps
en temps, et je crois même qu'il dîne à la maison

aujourd'hui. Mais, de grâce, continuez donc, je vous en prie, et je vous écoute.

IV

Il y aurait peut-être pour le philosophe ou pour le psychologue, comme on dit, une curieuse étude à faire sur le chapitre des distractions. Supposez un homme qui est en train de parler des choses qui le touchent le plus à la personne dont il a le plus à craindre ou à espérer, à un avocat, à une femme ou à un ministre. Quel degré d'influence exercera sur lui une épingle qui le pique au milieu de son discours, une boutonnière qui se déchire, un voisin qui se met à jouer de la flûte ? Que fera un acteur, récitant une tirade, et apercevant tout à coup un de ses créanciers dans la salle ? Jusqu'à quel point, enfin, peut-on parler d'une chose, et en même temps penser à une autre ?

Tristan se trouvait à peu près dans une situation de ce genre. D'une part, comme il l'avait dit, le temps pressait ; le monsieur à lunettes d'or pouvait reparaître à tout moment. D'ailleurs, dans l'oreille d'une femme qui vous écoute, il y a une mouche qu'il faut prendre au vol ; dès qu'il n'est plus trop tôt avec elle, presque toujours il est trop tard. Tristan attachait assez de prix à ce qu'il venait demander à

Javotte pour y employer toute son éloquence. Plus la démarche qu'il faisait pouvait sembler bizarre et extraordinaire, plus il sentait la nécessité de la terminer promptement. Mais, d'une autre part, il avait devant les yeux la carte de la Bretonnière, ses regards ne pouvaient s'en détacher ; et, tout en poursuivant l'objet de sa visite, il se répétait à lui-même : Je retrouverai donc cet homme là partout?

— Enfin, que voulez-vous? dit Javotte. Vous êtes distrait comme un poëte en couches.

Il va sans dire que Tristan ne voulait point parler de son motif secret, ni prononcer le nom de la marquise.

— Je ne puis rien vous expliquer, répondit-il. Je ne puis que vous dire une seule chose, c'est que vous m'obligeriez infiniment en me rendant le bracelet que Saint-Aubin et moi nous vous avons donné, s'il est encore en votre possession.

— Mais, qu'est-ce que vous voulez en faire?

— Rien qui puisse vous inquiéter; je vous en donne ma parole.

— Je vous crois, Berville, vous êtes homme d'honneur. Le diable m'emporte, je vous crois.

(Madame Rosenval, dans ses nouvelles grandeurs, avait conservé quelques expressions qui sentaient encore un peu les choux.)

— Je suis enchanté, dit Tristan, que vous ayez de moi un si bon souvenir; vous n'oubliez pas vos amis.

— Oublier mes amis! jamais. Vous m'avez vue dans le monde quand j'étais sans le sou, je me plais à le reconnaître. J'avais deux paires de bas à jour qui se succédaient l'une à l'autre, et je mangeais la soupe dans une cuillère de bois. Maintenant je dîne dans de l'argent massif avec un laquais par derrière et plusieurs dindons par devant; mais mon cœur est toujours le même. Savez-vous que dans notre jeune temps nous nous amusions pour de bon? A présent je m'ennuie comme un roi. Vous souvenez-vous d'un jour... à Montmorency... Non, ce n'était pas vous, je me trompe; mais c'est égal c'était charmant. Ah! les bonnes cerises! et ces côtelettes de veau que nous avons mangées chez le père Duval, au Château de la Chasse, pendant que le vieux coq, ce pauvre Coco, picotait du pain sur la table! Il y a eu pourtant deux Anglais assez bêtes pour faire boire de l'eau-de-vie à ce pauvre animal, et il en est mort. Avez-vous su cela?

Lorsque Javotte parlait ainsi à peu près naturellement, c'était avec une volubilité extrême; mais quand ses grands airs la reprenaient, elle se mettait tout à coup à traîner ses phrases avec un air de rêverie et de distraction.

— Oui, vraiment, continua-t-elle d'une voix de duchesse enrhumée, je me souviens toujours avec plaisir de tout ce qui se rattache au passé.

— C'est à merveille, ma chère Amélina; mais, répondez, de grâce, à mes questions. Avez-vous conservé ce bracelet?

— Quel bracelet, Berville? qu'est-ce que vous voulez dire?

— Ce bracelet que je vous redemande, et que Saint-Aubin et moi nous vous avions donné?

— Fi donc! redemander un cadeau! c'est bien peu gentilhomme, mon cher.

— Il ne s'agit point ici de gentilhommerie. Je vous l'ai dit, il s'agit d'un service fort important que vous pouvez me rendre. Réfléchissez, je vous en conjure, et répondez-moi sérieusement. Si ce n'est que le bracelet qui vous tient au cœur, je m'engage bien volontiers à vous en mettre un autre à chaque bras, en échange de celui dont j'ai besoin.

— C'est fort galant de votre part.

— Non, ce n'est pas galant, c'est tout simple. Je ne vous parle ici que dans mon intérêt.

— Mais d'abord, dit Javotte en se levant et en jouant de l'éventail, il faudrait savoir, comme je vous disais, ce que vous en feriez de ce bracelet. Je ne peux pas me fier à un homme qui n'a pas lui-même confiance en moi. Voyons, contez-moi un peu vos affaires. Il y a quelque femme, quelque tricherie là-dessous. Tenez, je parierais que c'est quelque ancienne maîtresse à vous ou à Saint-Aubin, qui veut me dépouiller de mes ustensiles de ménage. Il y a quelque brouille, quelque jalousie, quelque mauvais propos; allons, parlez donc.

— S'il faut absolument vous dire mon motif, répondit Tristan, voulant se débarrasser de ces questions, la vérité est que Saint-Aubin est mort; nous étions fort liés, vous le savez, et je désirerais garder ce bracelet où nos deux noms sont écrits ensemble.

— Bah! quelle histoire vous me fabriquez là! Saint-Aubin est mort? Depuis quand?

— Il est mort en Afrique, il y a peu de temps.

— Vrai? Pauvre garçon! je l'aimais bien aussi. C'était un gentil cœur, et je me souviens que dans le temps il m'appelait sa beauté rose. « Voilà ma beauté rose, » disait-il : je trouve ce nom-là très joli. Vous rappelez-vous comme il était drôle un jour que nous étions à Ermenonville, et que nous avions tout cassé dans l'auberge? Il ne restait seulement plus une assiette. Nous avions jeté les chaises par les fenêtres à travers les carreaux, et le matin, tout justement, voilà qu'il arrive une grande longue famille de bons provinciaux qui venaient visiter la nature. Il ne se trouvait plus une tasse pour leur servir leur café au lait.

—Tête de folle! dit Tristan; ne pouvez-vous, une fois par hasard, faire attention à ce que l'on vous dit. Avez-vous mon bracelet, oui ou non?

— Je n'en sais rien du tout, et je n'aime pas les propositions faites à bout pourtant.

— Mais vous avez, je le suppose, un coffre, un tiroir, un endroit quelconque à mettre vos bijoux? Ouvrez-moi ce tiroir ou ce coffre; je ne vous en demande pas davantage.

Javotte sembla un peu réfléchir, se rassit près de Tristan, et lui prit la main :

— Écoutez, dit-elle, vous concevez que si ce bracelet vous est nécessaire, je ne tiens pas à une pareille misère. J'ai de l'amitié pour vous, Berville; il n'y a rien que je ne fisse pour vous obliger. Mais vous comprenez bien aussi que ma position m'impose des devoirs. Il est possible que, d'un jour à l'autre, j'entre à l'Opéra dans les chœurs. M. le baron m'a promis d'y employer toute son influence. Un ancien préfet, comme lui, a de l'empire sur les ministres, et M. de la Bretonnière, de son côté...

—.La Bretonnière? s'écria Tristan impatienté; et que diantre fait-il ici? Apparemment qu'il trouve moyen d'être en même temps à Paris et à la campagne. Il ne nous quitte pas là-bas, et je le retrouve chez vous!

— Je vous dis que c'est un ami du baron. C'est un homme fort distingué que M. de la Bretonnière. Il est vrai qu'il a une campagne près de la vôtre, et qu'il va souvent chez une personne que vous connaissez probablement, une marquise, une comtesse, je ne sais plus son nom.

— Est-ce qu'il vous parle d'elle? Qu'est-ce que cela veut dire?

— Certainement, il nous parle d'elle. Il la voit tous les jours, pas vrai? Il a son couvert à sa table; elle s'appelle Vernage, ou quelque chose comme ça; on sait ce que c'est, entre nous soit dit, que les voisins et les voisines... Eh bien ! qu'est-ce que vous avez donc ?

— Peste soit du fat ! dit Tristan, prenant la carte de la Bretonnière et la froissant entre ses doigts. Il faut que je lui dise son fait un de ces jours.

— Oh ! Oh ! Berville, vous prenez feu, mon cher. La Vernage vous touche, je le vois. Eh bien ! tenez, faisons l'échange. Votre confidence pour mon bracelet.

— Vous l'avez donc, ce bracelet ?

— Vous l'aimez donc, cette marquise ?

— Ne plaisantons pas. L'avez-vous ?

— Non pas, je ne dis pas cela. Je vous répète que ma position...

— Belle position ! Vous moquez-vous des gens ! Quand vous iriez à l'Opéra, et quand vous seriez figurante à vingt sous par jour...

— Figurante ! s'écria Javotte en colère. Pour qui me prenez-vous, s'il vous plaît ! Je chanterai dans les chœurs, savez-vous !

— Pas plus que moi ; on vous prêtera un maillot et une toque, et vous irez en procession derrière la princesse Isabelle ; ou bien on vous donnera le dimanche une petite gratification pour vous enlever au bout d'une poulie dans le ballet de *la Sylphide*. Qu'est-ce que vous entendez avec votre position.

— J'entends et je prétends que, pour rien au monde, je ne voudrais que M. le baron pût voir mon nom mêlé à une mauvaise affaire. Vous voyez

14

bien que, pour vous recevoir, j'ai dit que vous étiez
mon parent. Je ne sais pas ce que vous ferez de ce
bracelet, moi, et il ne vous plaît pas de me le dire.
M. le baron ne m'a jamais connue que sous le nom
de madame de Rosenval ; c'est le nom d'une terre
que mon père a vendue. J'ai des maîtres, mon
cher, j'étudie, et je ne veux rien faire qui compro-
mette mon avenir.

Plus l'entretien se prolongeait, plus Tristan souffrait de la résistance et de l'étrange légèreté de Javotte. Évidemment le bracelet était là, dans cette
chambre peut-être ; mais où le trouver ? Tristan se
sentait par moment l'envie de faire comme les vo-
leurs, et d'employer la menace pour parvenir à son
but. Un peu de douceur et de patience lui semblait
pourtant préférable :

— Ma brave Javotte, dit-il, ne nous fâchons pas.
Je crois fermement à tout ce que vous me dites.
Je ne veux non plus, en aucune façon, vous com-
promettre ; chantez à l'Opéra, tant que vous voudrez, dansez même, si bon vous semble. Mon intention n'est nullement...

— Danser ! moi qui ai joué Célimène ! oui, mon
petit, j'ai joué Célimène à Belleville, avant de partir pour la province ; et mon directeur, M. Pou-
pinel, qui a assisté à la représentation, m'a engagée tout de suite pour les troisièmes Dugazons. J'ai
été ensuite seconde grande première coquette,
premier rôle marqué, et forte première chanteuse ;
et c'est Brochard lui-même, qui est ténor léger,

qui m'a fait résilier, et Gustave, qui est Laruette, a
voyagé avec moi en Auvergne. Nous faisions quatre
ou cinq cents francs avec *la Tour de Nesle* et *Adolphe
et Clara*, nous ne jouions que ces deux pièces-là
partout. Si vous croyez que je vais danser !

— Ne nous fâchons pas, ma belle, je vous en conjure.

— Savez-vous que j'ai joué avec Frédérick? Oui,
j'ai joué avec Frédérick, en province, au bénéfice
d'un homme de lettres. Il est vrai que je n'avais
pas un grand rôle; je faisais un page dans *Lucrèce
Borgia*, mais toujours j'ai joué avec Frédérick.

— Je n'en doute pas, vous ne danserez point; je
vous supplie de m'excuser; mais, ma chère, le temps
se passe, et vous répondez à beaucoup de choses,
excepté à ce que je vous demande. Finissons-en, s'il
est possible. Dites-moi: voulez-vous me permettre
d'aller à l'instant même chez Fossin, d'y prendre un
bracelet, une chaîne, une bague, ce qui vous amu-
sera, ce qui pourra vous plaire, de vous l'envoyer
ou de vous le rapporter, selon votre fantaisie; en
échange de quoi vous me renverrez ou vous me rendrez à moi-même cette bagatelle que je vous demande, et à laquelle vous ne tenez pas sans doute?

— Qui sait? dit Javotte d'un ton radouci; nous
autres, nous tenons à peu de chose; et je suis comme
cela, j'aime mes effets.

— Mais ce bracelet ne vaut pas dix louis, et apparemment, ce n'est pas ce qu'il y a d'écrit dessus qui
vous le rend précieux

La vanité masculine, d'une part, et la coquetterie
féminine, d'une autre, sont deux choses si naturelles
et qui retrouvent toujours si bien leur compte, que
Tristan n'avait pu s'empêcher de se rapprocher de
Javotte en faisant cette question. Il avait entouré
doucement de son bras la jolie taille de son ancienne
amie, et Javotte, la tête penchée sur son éventail,
souriait en soupirant tout bas, tandis que la mous-
tache du jeune hussard effleurait déjà ses cheveux
blonds; le souvenir du passé et l'idée d'un bracelet
neuf lui faisaient palpiter le cœur.

— Parlez, Tristan, dit-elle, soyez tout à fait franc.
Je suis bonne fille; n'ayez pas peur. Dites-moi où ira
mon serpentin bleu.

— Eh bien! mon enfant, répondit le jeune homme,
je vais tout vous avouer; je suis amoureux.

— Est-elle belle?

— Vous êtes plus jolie, elle est jalouse, elle veut
ce bracelet; il lui est revenu, je ne sais comment,
que je vous ai aimée...

— Menteur!

— Non, c'est la vérité; vous étiez, ma chère, vous
êtes encore si parfaitement gentille, fraîche et coquette, une petite fleur; vos dents ont l'air de perles
tombées dans une rose; vos yeux, votre pied...

— Eh bien! dit Javotte, soupirant toujours.

— Eh bien! reprit Tristan, et notre bracelet?

— Javotte se préparait peut-être à répondre de sa
voix la plus tendre : « Eh bien! mon ami, allez chez
Fossin, » lorsqu'elle s'écria tout à coup :

— Prenez garde, vous m'égratignez !

La carte de visite de la Bretonnière était encore dans la main de Tristan, et le coin du carton corné avait, en effet, touché l'épaule de madame Rosenval. Au même instant, on frappa doucement à la porte; la tapisserie se souleva, et la Bretonnière lui-même entra dans la chambre.

— Pardieu, monsieur, s'écria Tristan, ne pouvant contenir un mouvement de dépit, vous arrivez comme mars en carême.

— Comme Mars en toute saison, dit la Bretonnière, enchanté de son calembour.

— On pourrait voir cela, reprit Tristan.

— Quand il vous plaira, dit la Bretonnière.

— Demain, vous aurez de mes nouvelles.

Tristan se leva, prit Javotte à part : — Je compte sur vous, n'est-ce pas ? lui dit-il à voix basse; dans une heure, j'enverrai ici.

— Puis il sortit, sans plus de façon, en répétant encore : A demain.

— Que veut dire cela ? demanda Javotte.

— Ma foi, je n'en sais rien, dit la Bretonnière.

V

Armand, comme on le pense bien, avait attendu impatiemment le retour de son frère, afin d'apprendre le résultat de l'entretien avec Javotte. Tristan rentra chez lui tout joyeux :

— Victoire ! mon cher, s'écria-t-il : nous avons gagné la bataille, et mieux encore, car nous aurons demain tous les plaisirs du monde à la fois.

— Bah ! dit Armand ; qu'y a-t-il donc? tu as un air de gaieté qui fait plaisir à voir.

— Ce n'est pas sans raison ni sans peine. Javotte a hésité ; elle a bavardé ; elle m'a fait des discours à dormir debout ; mais enfin elle cédera, j'en suis certain ; je compte sur elle. Ce soir, nous aurons mon bracelet, et demain matin, pour nous distraire, nous nous battrons avec la Bretonnière.

— Encore ce pauvre homme ! Tu lui en veux donc beaucoup?

— Non, en vérité, je n'ai plus de rancune contre lui. Je l'ai rencontré, je l'ai envoyé promener, je lui donnerai un coup d'épée, et je lui pardonne.

— Où l'as-tu donc vu? chez ta belle?

— Eh mon Dieu, oui ; ne faut-il pas que ce monsieur-là se fourre partout?

— Et comment la querelle est-elle venue?

— Il n'y a pas de querelle ; deux mots, te dis-je, une misère ; nous en causerons. Commençons maintenant par aller chez Fossin acheter quelque chose pour Javotte, avec qui je suis convenu d'un échange ; car on ne donne rien pour rien quand on s'appelle Javotte, et même sans cela.

— Allons, dit Armand, je suis ravi comme toi que tu sois parvenu à ton but et que tu aies de quoi

confondre ta marquise. Mais, chemin faisant, mon
cher ami, réfléchissons, je t'en prie, sur la seconde partie de ta vengeance projetée. Elle me
semble plus qu'étrange.

— Trêve de mots, dit Tristan, c'est un point résolu. Que j'aie tort ou raison, n'importe : nous
pouvions ce matin discuter là-dessus ; à présent
le vin est tiré, il faut le boire.

— Je ne me lasserai pas, reprit Armand, de te
répéter que je ne conçois pas comment un homme
comme toi, un militaire, reconnu pour brave, peut
trouver du plaisir à ces duels sans motif, ces affaires d'enfant, ces bravades d'écolier, qui ont peut-
être été à la mode, mais dont tout le monde se
moque aujourd'hui. Les querelles de parti, les
duels de cocarde peuvent se comprendre dans les
crises politiques. Il peut sembler plaisant à un républicain de ferrailler avec un royaliste, uniquement par ce qu'ils se rencontrent : les passions
sont en jeu, et tout peut s'excuser. Mais je ne te
conseille pas ici, je te blâme. Si ton projet est
sérieux, je n'hésite pas à te dire qu'en pareil cas
je refuserais de servir de témoin à mon meilleur
ami.

— Je ne te demande pas de m'en servir, mais de
te taire ; allons chez Fossin.

— Allons où tu voudras, je n'en démordrai pas.
Prendre en grippe un homme importun, cela arrive
à tout le monde : le fuir ou s'en railler, passe encore ; mais vouloir le tuer, c'est horrible.

— Je te dis que je ne le tuerai pas ; je te le pro-
mets, je m'y engage. Un petit coup d'épée, voilà tout.
Je veux mettre en écharpe le bras du cavalier ser-
vant de la marquise, en même temps que je lui of-
rirai humblement, à elle, le bracelet de ma grisette.

— Songe donc que cela est inutile. Si tu te bats
pour laver ton honneur, qu'as-tu à faire du bracelet? Si le bracelet te suffit, qu'as-tu à faire de
cette querelle? M'aimes-tu un peu? cela ne sera pas.

— Je t'aime beaucoup, mais cela sera.

— En parlant ainsi, les deux frères arrivèrent
chez Fossin. Tristan, ne voulant pas que Javotte pût
se repentir de son marché, choisit pour elle une
jolie châtelaine qu'il fit envelopper avec soin, ayant
dessein de la porter lui-même et d'attendre la réponse, s'il n'était pas reçu. Armand, ayant autre
chose en tête, et voyant son frère plus joyeux encore à l'idée de revenir promptement avec le bracelet en questions, ne lui proposa pas de l'accompagner. Il fut convenu qu'ils se retrouveraient le soir.

Au moment où ils allaient se séparer, la roue
d'une calèche découverte, courant avec un assez
grand fracas, rasa le trottoir de la rue Richelieu.
Une livrée bizarre, qui attirait les yeux, fit retourner
les passants. Dans cette voiture était madame de
Vernage, seule, nonchalamment étendue. Elle
aperçut les deux jeunes gens, et les salua d'un petit
signe de tête, avec une indolence protectrice.

— Ah ! dit Tristan, pâlissant malgré lui, il paraît que l'ennemi est venu observer la place. Elle

a renoncé à sa fameuse chasse, cette belle dame, pour faire un tour aux Champs-Élysées et respirer la poussière de Paris. Qu'elle aille en paix! elle arrive à point. Je suis vraiment flatté de la voir ici. Si j'étais un fat, je croirais qu'elle vient savoir de mes nouvelles. Mais point du tout; regarde avec quel laisser-aller aristocratique, supérieur même à celui de Javotte, elle a daigné nous remarquer. Gageons qu'elle ne sait ce qu'elle vient faire : ces femmes-là cherchent le danger, comme les papillons la lumière. Que son sommeil de ce soir lui soit léger! Je me présenterai demain à son petit lever, et nous en aurons des nouvelles. Je me fais une véritable fête de vaincre un tel orgueil avec de telles armes. Si elle savait que j'ai là, dans mes mains, un petit cadeau pour une petite fille, moyennant quoi je suis en droit de lui dire : Vos belles lèvres en ont menti et vos baisers sentent la calomnie; que dirait-elle? Elle serait peut-être moins superbe, non pas moins belle... Adieu, mon cher, à ce soir.

Si Armand n'avait pas plus longuement insisté pour dissuader son frère de se battre, ce n'était pas qu'il crût impossible de l'en empêcher; mais il le savait trop violent, surtout dans un moment pareil, pour essayer de le convaincre par la raison; il aimait mieux prendre un autre moyen. La Bretonnière, qu'il connaissait de longue main, lui paraissait avoir un caractère plus calme et plus facile à aborder : il l'avait vu chasser prudemment. Il alla le trouver sur-le-champ, résolu à voir si de ce côté il n'y aurait pas plus de chances de réconciliation. La Bretonnière était seul, dans sa chambre, entouré de liasses de papiers, comme un homme qui met ses affaires en ordre. Armand lui exprima tout le regret qu'il éprouvait de voir qu'un mot (qu'il ignorait du reste, disait-il) pouvait amener deux gens de cœur à aller sur le terrain, et de là en prison.

— Qu'avez-vous donc fait à mon frère ? lui demanda-t-il.

— Ma foi, je n'en sais rien, dit la Bretonnière, se levant et s'asseyant tour à tour d'un air un peu embarrassé, tout en conservant sa gravité ordinaire : votre frère, depuis longtemps, me semble mal disposé à mon égard ; mais, s'il faut vous parler franchement, je vous avoue que j'ignore absolument pourquoi.

— N'y a-t-il pas entre vous quelque rivalité ? Ne faites-vous pas la cour à quelque femme ?...

— Non, en vérité, pour ce qui me regarde, je ne fais la cour à personne, et je ne vois aucun motif raisonnable qui ait fait franchir ainsi à votre frère les bornes de la politesse.

— Ne vous êtes-vous jamais disputés ensemble ?

— Jamais, une seule fois excepté, c'était du temps du choléra : M. de Berville, en causant au dessert, soutint qu'une maladie contagieuse était toujours épidémique, et il prétendait baser sur ce faux principe la différence qu'on a établie entre le mot épidémique et le mot endémique. Je ne pouvais, vous le sentez, être de son avis, et je lui démontrai fort bien qu'une maladie épidémique pouvait devenir fort dangereuse sans se communiquer par le contact. Nous mîmes à cette discussion un peu trop de chaleur, j'en conviens...

— Est-ce là tout?

— Autant que je me le rappelle. Peut-être cependant a-t-il été blessé, il y a quelque temps, de ce que j'ai cédé à l'un de mes parents deux bassets dont il avait envie. Mais que voulez-vous que j'y fasse? ce parent vient me voir par hasard; je lui montre mes chiens, il trouve ces bassets...

— Si ce n'est que cela encore, il n'y a pas de quoi s'arracher les yeux.

— Non, à mon sens, je le confesse; aussi vous disje, en toute conscience, que je ne comprends exactement rien à la provocation qu'il vient de m'adresser.

— Mais si vous ne faites la cour à personne, il est peut-être amoureux, lui, de cette marquise chez laquelle nous allons chasser?

— Cela se peut, mais je ne le crois pas... Je n'ai point souvenance d'avoir jamais remarqué que la marquise de Vernage pût souffrir ou encourager des assiduités condamnables.

— Qui est-ce qui vous parle de rien de condamnable? Est-ce qu'il y a du mal à être amoureux?

— Je ne discute pas cette question; je me borne à vous dire que je ne le suis point, et que je ne saurais, par conséquent, être le rival de personne.

— En ce cas, vous ne vous battrez pas?

— Je vous demande pardon; je suis provoqué de

la manière la plus positive. Il m'a dit, lorsque je suis entré, que j'arrivais comme mars en carême. De tels discours ne se tolèrent pas ; il me faut une réparation.

— Vous vous couperez la gorge pour un mot?

— Les conjonctures sont fort graves. Je n'entre point dans les raisons qui ont amené ce défi ; je m'en étonne parce qu'il me semble étrange, mais je ne puis faire autrement que de l'accepter.

— Un duel pareil est-il possible? Vous n'êtes pourtant pas fou, ni Berville non plus. Voyons, la Bretonnière, raisonnons. Croyez-vous que cela m'amuse de vous voir faire une étourderie semblable?

— Je ne suis point un homme faible, mais je ne suis pas non plus un homme sanguinaire. Si votre frère me propose des excuses, pourvu qu'elles soient bonnes et valables, je suis prêt à les recevoir. Sinon, voici mon testament que je suis en train d'écrire, comme cela se doit.

— Qu'entendez-vous par des excuses valables?

— J'entends... cela se comprend.

— Mais encore ?

— De bonnes excuses.

— Mais enfin, à peu près, parlez.

— Eh bien ! il m'a dit que j'arrivais comme mars en carême, et je crois lui avoir dignement répondu. Il faut qu'il rétracte ce mot, et qu'il me dise, devant témoins, que 'arrivais tout simplement comme M. de la Bretonnière.

— Je crois que, s'il est raisonnable, il ne peut vous refuser cela.

Armand sortit de cette conférence non pas entièrement satisfait, mais moins inquiet qu'il n'était
venu. C'était au boulevard de Gand, entre onze
heures et minuit, qu'il avait rendez-vous avec son
frère. Il le trouva, marchant à grands pas d'un air
agité, et il s'apprêtait à négocier son accommo-
dement dans les termes voulus par la Bretonnière,
lorsque Tristan lui prit le bras en s'écriant :

— Tout est manqué ! Javotte se joue de moi, je
n'ai pas mon bracelet.

— Pourquoi?

— Pourquoi? Que sais-je? une idée d'hirondelle.
Je suis allé chez elle tout droit; on me répond qu'elle
est sortie. Je m'assure qu'en effet elle n'y est pas, et
je demande si elle n'a rien laissé pour moi; la chambrière me regarde avec étonnement. A force de
questions, j'apprends que madame Rosenval a dîné
avec son baron à lunettes, et une autre personne,
sans doute ce damné la Bretonnière; qu'ils se sont
séparés ensuite, la Bretonnière pour rentrer chez
lui, Javotte et le baron pour aller au spectacle,
non pas dans la salle, mais sur le théâtre ; et je ne
sais quoi encore d'incompréhensible ; le tout mêlé
de verbiages de servante : « Madame avait reçu une
bonne nouvelle ; Madame paraissait très contente ;
elle était pressée, on n'avait pas eu le temps de
manger le dessert, mais on avait envoyé chercher à
la cave du vin de Champagne. » Cependant je tire de
ma poche la petite boîte de Fossin, que je remets à
la chambrière, en la priant de donner cela ce soir

15

à sa maîtresse, et en confidence. Sans chercher à comprendre ce que je peux savoir, je joins à mon cadeau un billet écrit à la hâte. Là-dessus, je rentre, je compte les minutes, et la réponse n'arrive pas. Voilà où en sont les choses. Maintenant que cette fille a je ne sais quoi en tête, s'en détournera-t-elle pour m'obliger? Quel vent a soufflé sur cette girouette?

— Mais, dit Armand, le spectacle a fini tard; il lui faut bien, à cette girouette, le temps nécessaire pour lire et répondre, chercher ce bracelet et l'envoyer. Nous le trouverons chez toi tout à l'heure. Songe donc que Javotte ne peut décemment accepter ton cadeau qu'à titre d'échange. Quant à ton duel, n'y songe plus.

— Eh! mon Dieu! je n'y songe pas; j'y vais...

— Fou que tu es! et notre mère?

Tristan baissa la tête sans répondre, et les deux frères rentrèrent chez eux.

Javotte n'était pourtant pas aussi méchante qu'on pourrait le croire. Elle avait passé la journée dans une perplexité singulière. Ce bracelet redemandé, cette insistance, ce duel projeté, tout cela lui semblait autant de rêveries incompréhensibles; elle cherchait ce qu'elle avait à faire, et sentait que le plus sage eût été de demeurer indifférente à des événements qui ne la regardaient pas. Mais si madame Rosenval avait toute la fierté d'une reine de théâtre, Javotte, au fond, avait bon cœur. Berville était jeune et aimable; le nom de cette marquise mêlé à tout cela, ce mystère, ces demi-confidences, plaisaient à l'imagination de la grisette parvenue.

— S'il était vrai qu'il m'aime encore un peu, pensait-elle, et qu'une marquise fût jalouse de moi, y aurait-il grand risque à donner ce bracelet? Ni le baron ni d'autres ne s'en douteraient; je ne le porte jamais ; pourquoi ne pas rendre service, si cela ne fait de mal à personne ?

Tout en réfléchissant, elle avait ouvert un petit secrétaire dont la clef était suspendue à son cou. Là étaient entassés, tous les joyaux de sa couronne, un diadème en clinquant pour *la Tour de Nesle*, des colliers en strass, des émeraudes en verre qui avaient besoin des quinquets pour briller d'un éclat douteux ; du milieu de ce trésor, elle tira le bracelet de Tristan et considéra attentivement les deux noms gravés sur la plaque :

— Il est joli, ce serpentin, dit-elle ; quelle peut être l'idée de Berville en voulant le reprendre ? Il croit qu'il me sacrifie. Si l'inconnue me connaît, je suis compromise. Ces deux noms à côté l'un de l'autre, ce n'est pas autorisé. Si Berville n'a eu pour moi qu'un caprice, est-ce une raison?... Bah! il m'en donnera un autre ; ce sera drôle.

Javotte allait peut-être envoyer le bracelet, lorsqu'un coup de sonnette vint l'interrompre dans ses réflexions. C'était le monsieur aux lunettes d'or.

—Mademoiselle, dit-il, je vous annonce un succès ; vous êtes des chœurs. Ce n'est pas, de prime-abord, une affaire extrêmement brillante ; trente sous, vous savez, mais qu'importe ? ce joli pied est

dans l'étrier. Dès ce soir, vous porterez un domino
dans le bal masqué de *Gustave*.

—Voilà une nouvelle ! s'écria Javotte en sautant
de joie. Choriste à l'Opéra ! choriste tout de suite !
j'ai justement repassé mon chant ; je suis en voix ;
ce soir, *Gustave !* ... Ah ! mon Dieu !

Après le premier moment d'ivresse, madame Rosenval retrouva la gravité qui convient à une canta-
trice :

—Baron, dit-elle, vous êtes un homme charmant.
Il n'y a que vous, et je sens ma vocation ; dînons ;
allons à l'Opéra, à la gloire ; rentrons, soupons,
allez-vous-en ; je dors déjà sur mes lauriers.

Le convive attendu arriva bientôt. On brusqua le
dîner, et Javotte ne manqua pas de vouloir partir
beaucoup plus tôt qu'il n'était nécessaire. Le cœur
lui battait en entrant par la porte des acteurs, dans
ce vieux, sombre, et petit corridor où Taglioni peut-
être, a marché. Comme le ballet fut applaudi, madame Rosenval, couverte d'un capuchon rose, crut
avoir contribué au succès. Elle rentra chez elle fort
émue, et, dans l'ivresse du triomphe, ses pensées
étaient à cent lieues de Tristan, lorsque sa femme
de chambre lui remit la petite boîte soigneusement
enveloppée par Fossin, et un billet où elle trouva
ces mots : « Il ne faut pas que les plaisirs vous fas-
sent oublier un ancien ami qui a besoin d'un service. Soyez bonne comme autrefois. J'attends votre
réponse avec impatience. »

—Ce pauvre garçon ! dit madame Rosenval, je l'a-

vais oublié. Il m'envoie une châtelaine ; il y a plusieurs turquoises...

Javotte se mit au lit, et ne dormit guère. Elle
songea bien plus à son engagement et à sa brillante
destinée qu'à la demande de Tristan. Mais le jour
la retrouva dans ses bonnes pensées.

—Allons, dit-elle, il faut s'exécuter. Ma journée
d'hier a été heureuse ; il faut que tout le monde
soit content.

Il était huit heures du matin quand Javotte pric
son bracelet, mit son châle et son chapeau, et sortit
de chez elle, pleine de cœur, et presque encore grisette. Arrivée à la maison de Tristan, elle vit, devant la loge du concierge, une grosse femme, les
joues couvertes de larmes.

—Monsieur de Berville? demanda Javotte.

—Hélas! répondit la grosse femme.

—Y est-il, s'il vous plaît? Est-ce ici?

— Hélas! madame..... il s'est battu..... on vient
de le rapporter... Il est mort!...

Le lendemain, Javotte chantait pour la seconde fois dans les chœurs de l'Opéra, sous un quatrième nom qu'elle avait choisi : celui de madame
Amaldi.

FIN DU SECRET DE JAVOTTE

LA MOUCHE

—

I

En 1756, lorsque Louis XV, fatigué des querelles
entre la magistrature et le grand conseil, à propos
de l'impôt des deux sous [1], prit le parti de tenir un
lit de justice, les membres du parlement remirent
leurs offices. Seize de ces démissions furent accep-
tées, sur quoi il y eut autant d'exils. « Mais pourriez-vous, disait madame de Pompadour à l'un des
présidents, pourriez-vous voir de sang-froid une
poignée d'hommes résister à l'autorité d'un roi de
France? N'en auriez-vous pas mauvaise opinion?
Quittez votre petit manteau, monsieur le président,
et vous verrez tout cela comme je le vois. »

Ce ne furent pas seulement les exilés qui por-
tèrent la peine de leur mauvais vouloir, mais aussi

---

[1]. **Deux sous pour livre du dixième du revenu.**

leurs parents et leurs amis. Le *décachetage* amusait le roi. Pour se désennuyer de ses plaisirs, il se faisait lire par sa favorite tout ce qu'on trouvait de curieux à la poste. Bien entendu que, sous le prétexte de faire lui-même sa police secrète, il se divertissait de mille intrigues qui lui passaient ainsi sous les yeux; mais quiconque, de près ou de loin, tenait aux chefs des factions, était presque toujours perdu. On sait que Louis XV, avec toutes sortes de faiblesses, n'avait qu'une seule force, celle d'être inexorable.

Un soir qu'il était devant le feu, les pieds sur le manteau de la cheminée, mélancolique à son ordinaire, la marquise, parcourant un paquet de lettres, haussait les épaules en riant. Le roi demanda ce qu'il y avait.

— C'est que je trouve là, répondit-elle, une lettre qui n'a pas le sens-commun, mais c'est une chose touchante, et qui fait pitié.

— Qu'y a-t-il au bas? dit le roi.

— Point de nom : c'est une lettre d'amour.

— Et qu'y a-t-il dessus?

— Voilà le plaisant. C'est qu'elle est adressée à mademoiselle d'Annebault, la nièce de ma bonne amie, madame d'Estrades. C'est apparemment pour que je la voie qu'on l'a fourrée avec ces papiers

— Et qu'y a-t-il dedans? dit encore le roi.

— Mais, je vous dis, c'est de l'amour. Il y es question aussi de Vauvert et de Neauflette. Est-on un gentilhomme dans ces pays-là? Votre Majesté les connaît-elle?

Le roi se piquait de savoir la France par cœur,
c'est-à-dire la noblesse de France. L'étiquette de sa
cour, qu'il avait étudiée, ne lui était pas plus fami-
lière que les blasons de son royaume ; science assez
courte, le reste ne comptant pas. Mais il y mettait
de la vanité, et la hiérarchie était devant ses yeux
comme l'escalier de marbre de son palais ; il y voulait marcher en maître. Après avoir rêvé quelques
instants, il fronça le sourcil comme frappé d'un
mauvais souvenir, puis, faisant signe à la marquise
de lire, il se rejeta dans sa bergère, en disant avec
un sourire ;

— Va toujours, la fille est jolie.

Madame de Pompadour, prenant alors son ton le
plus doucement railleur, commença à lire une
longue lettre toute remplie de tirades amoureuses :

« Voyez un peu, disait l'écrivain, comme les des-
tins me persécutent ! Tout semblait disposé à remplir mes vœux, et vous-même, ma tendre amie, ne
m'aviez-vous pas fait espérer le bonheur ? Il faut
pourtant que j'y renonce, et cela pour une faute
que je n'ai pas commise. N'est-ce pas un excès de
cruauté de m'avoir permis d'entrevoir les cieux,
pour me précipiter dans l'abîme ? Lorsqu'un infor-
tuné est dévoué à la mort, se fait-on un barbare
plaisir de laisser devant ses regards tout ce qui
doit faire aimer et regretter la vie ? Tel est pourtant mon sort ; je n'ai plus d'autre asile, d'autre
espérance que le tombeau, car, dès l'instant que
je suis malheureux, je ne dois plus songer à votre

main. Quand la fortune me souriait, tout mon
espoir était que vous fussiez à moi ; pauvre aujourd'hui, je me ferais horreur si j'osais encore y
songer, et du moment que je ne puis vous rendre
heureuse, tout en mourant d'amour, je vous défends de m'aimer...

La marquise souriait à ces derniers mots.

— Madame, dit le roi, voilà un honnête homme.
Mais, qu'est-ce qui l'empêche d'épouser sa maîtresse?

— Permettez, Sire, que je continue :

« Cette injustice qui m'accable, me surprend de
la part du meilleur des rois. Vous savez que mon
père demandait pour moi une place de cornette ou
d'enseigne aux gardes, et que cette place décidait de
ma vie, puisqu'elle me donnait le droit de m'offrir
à vous. Le duc de Biron m'avait proposé ; mais le
roi m'a rejeté d'une façon dont le souvenir m'est
bien amer, car si mon père a sa manière de voir (je
veux que ce soit une faute), dois-je toutefois en
être puni? Mon dévouement au roi est aussi véritable, aussi sincère que mon amour pour vous. On
verrait clairement l'un et l'autre, si je pouvais tirer
l'épée. Il est désespérant qu'on refuse ma demande ;
mais que ce soit sans raison valable qu'on m'enveloppe dans une pareille disgrâce, c'est ce qui est
opposé à la bonté bien connue de Sa Majesté...

— Oui-dà, dit le roi, ceci m'intéresse.

« Si vous saviez combien nous sommes tristes ?
Ah ! mon amie ! cette terre de Neauflette, ce pavillon

de Vauvert, ces bosquets ! je m'y promène seul tout
le jour. J'ai défendu de ratisser ; l'odieux jardinier
est venu hier avec son manche à balai ferré. Il allait
toucher le sable... La trace de vos pas, plus légère
que le vent, n'était pourtant pas effacée. Le bout de
vos petits pieds et vos grands talons blancs étaient
encore marqués dans l'allée : ils semblaient marcher
devant moi, tandis que je suivais votre belle image, et
ce charmant fantôme s'animait par instants, comme
s'il se fût posé sur l'empreinte fugitive. C'est là,
c'est en causant le long du parterre qu'il m'a été
donné de vous connaître, de vous apprécier. Une
éducation admirable dans l'esprit d'un ange, la di-
gnité d'une reine avec la grâce des nymphes, des
pensées dignes de Leibnitz avec un langage si
simple, l'abeille de Platon sur les lèvres de Diane,
tout cela m'ensevelissait sous le voile de l'adoration.
Et pendant ce temps-là ces fleurs bien-aimées s'épa-
nouissaient autour de nous. Je les ai respirées en vous
écoutant ; dans leur parfum vivait votre souvenir.
Elles courbent à présent la tête ; elles me montrent
la mort...

— C'est du mauvais Jean-Jacques, dit le roi.
Pourquoi me lisez-vous cela ?

— Parce que Votre Majesté me l'a ordonné pour
les beaux yeux de mademoiselle d'Annebault.

— Cela est vrai, elle a de beaux yeux.

« Et quand je rentre de ces promenades, je
trouve mon père seul, dans le grand salon, accoudé
auprès d'une chandelle, au milieu de ces dorures

fanées qui couvrent nos lambris vermoulus. Il
me voit venir avec peine... mon chagrin dérange
le sien... Athénaïs! au fond de ce salon, près de la
fenêtre, est le clavecin où voltigeaient vos doigts
délicieux, qu'une seule fois ma bouche a touchés,
pendant que la vôtre s'ouvrait doucement aux
accords de la plus suave musique... si bien que
vos chants n'étaient qu'un sourire. Qu'ils sont
heureux, ce Rameau, ce Lulli, ce Duni, que sais-
je et bien d'autres! Oui, oui, vous les aimez, ils
sont dans votre mémoire; leur souffle a passé
sur vos lèvres. Je m'assieds aussi à ce clavecin,
j'essaye d'y jouer un de ces airs qui vous plai-
sent; qu'ils me semblent froids, monotones! je
les laisse et les écoute mourir, tandis que l'écho
s'en perd sous cette voûte lugubre. Mon père
se retourne et me voit désolé; qu'y peut-il faire?
Un propos de ruelle, d'antichambre, a fermé nos
grilles. Il me voit jeune, ardent, plein de vie, ne
demandant qu'à être au monde; il est mon père,
et n'y peut rien...

— Ne dirait-on pas, dit le roi, que ce garçon s'en
allait en chasse, et qu'on lui tue son faucon sur le
poing? A qui en a-t-il, par hasard?

« Il est bien vrai, reprit la marquise, continuant
la lecture d'un ton plus bas, il est bien vrai que nous
sommes proches voisins et parents éloignés de
l'abbé Chauvelin...

— Voilà donc ce que c'est, dit Louis XV en bâil-
lant. Encore quelque neveu des enquêtes et re-

quêtes. Mon parlement abuse de ma bonté· il a vraiment trop de famille.

— Mais si ce n'est qu'un parent éloigné !...

— Bon, ce monde-là ne vaut rien du tout. Cet abbé Chauvelin est un janséniste ; c'est un bon diable, mais c'est un démis. Jetez cette lettre au feu, et qu'on ne m'en parle plus.

II

Les derniers mots prononcés par le roi n'étaient pas tout à fait un arrêt de mort, mais c'était à peu près une défense de vivre. Que pouvait faire, en 1756, un jeune homme sans fortune, dont le roi ne voulait pas entendre parler? Tâcher d'être commis, ou se faire philosophe, poëte peut-être, mais sans dédicace et le métier, en ce cas, ne valait rien.

Telle n'était pas, à beaucoup près, la vocation du chevalier Vauvert, qui venait d'écrire avec des larmes la lettre dont le roi se moquait. Pendant ce temps-là, seul avec son père, au fond du vieux château de Neauflette, il marchait par la chambre d'un air triste et furieux :

— Je veux aller à Versailles, disait-il.

— Et qu'y ferez-vous ?

— Je n'en sais rien ; mais que fais-je ici ?

— Vous me tenez compagnie ; il est bien cer

16

tain que cela ne peut pas être fort amusant pour
vous, et je ne ne vous retiens en aucune façon.
Mais oubliez-vous que votre mère est morte?

— Non, monsieur, et je lui ai promis de vous
consacrer la vie que vous m'avez donnée. Je reviendrai, mais je veux partir ; je ne saurais plus rester
dans ces lieux.

— D'où vient cela?

— D'un amour extrême. J'aime éperdument mademoiselle d'Annebault.

— Vous savez que c'est inutile. Il n'y a que Mo-
lière qui fasse des mariages sans dot. Oubliez-vous
aussi ma disgrâce?

— Eh! monsieur, votre disgrâce, me serait-il permis, sans m'écarter du plus profond respect, de vous
demander ce qui l'a causée? Nous ne sommes pas
du parlement. Nous payons l'impôt, nous ne le
faisons pas. Si le parlement lésine sur les deniers
du roi, c'est son affaire et non la nôtre. Pourquoi M. l'abbé Chauvelin nous entraîne-t-il dans sa
ruine?

— Monsieur l'abbé Chauvelin agit en honnête
homme. Il refuse d'approuver le dixième, parce
qu il est révolté des dilapidations de la cour. Rien
de pareil n'aurait eu lieu du temps de madame de
Châteauroux. Elle était belle, au moins, celle-là, et
elle ne coûtait rien, pas même ce qu'elle donnait
si généreusement. Elle était maîtresse et souveraine
et elle se disait satisfaite si le roi ne l'envoyait pas
pourrir dans un cachot lorsqu'il lui retirerait ses

bonnes grâces. Mais cette Étioles, cette Le Normand,
cette Poisson insatiable.

— Et qu'importe ?

— Qu'importe ! dites-vous ? Plus que vous ne pensez. Savez-vous seulement que, à présent, tandis
que le roi nous gruge, la fortune de sa grisette est
incalculable ? Elle s'était fait donner au début cent
quatre-vingt mille livres de rente ; mais ce n'était
qu'une bagatelle, cela ne compte plus maintenant ;
on ne saurait se faire une idée des sommes effrayan-
tes que le roi lui jette à la tête ; il ne se passe pas
trois mois de l'année où elle n'attrape au vol,
comme par hasard, cinq ou six cent mille livres,
hier sur les sels, aujourd'hui sur les augmentations
du trésorier des écuries ; avec les logements qu'elle a
dans toutes les maisons royales, elle achète la Selle,
Cressy, Aulnay, Brimborion, Marigny, Saint-Remy,
Bellevue, et tant d'autres terres, des hôtels à Paris,
à Fontainebleau, à Versailles, à Compiègne, sans
compter une fortune secrète placée en tous pays
dans toutes les banques d'Europe, en cas de disgrâce
probablement, ou de la mort du souverain. Et qui
paye tout cela, s'il vous plaît ?

— Je l'ignore, monsieur, mais ce n'est pas moi.

— C'est vous, comme tout le monde, c'est la
France, c'est le peuple qui sue sang et eau, qui crie
dans la rue, qui insulte la statue de Pigalle. Et le
parlement ne veut plus de cela ; il ne veut plus de
nouveaux impôts. Lorsqu'il s'agissait des frais de
la guerre, notre dernier écu était prêt ; nous ne son-

gions pas à marchander. Le roi victorieux a pu voir
clairement qu'il était aimé par tout le royaume,
plus clairement encore lorsqu'il faillit mourir. Alors
cessa toute dissidence, toute faction, toute rancune ;
la France entière se mit à genoux devant le lit du
roi et pria pour lui. Mais si nous payons, sans compter, ses soldats ou ses médecins, nous ne voulons
plus payer ses maîtresses, et nous avons autre
chose à faire que d'entretenir madame de Pompadour.

— Je ne la défends pas, monsieur. Je ne saurais
lui donner ni tort ni raison ; je ne l'ai jamais vue.

— Sans doute ; et vous ne seriez pas fâché de la
voir, n'est-il pas vrai, pour avoir là-dessus quelque
opinion ? Car, à votre âge, la tête juge par les yeux.
Essayez donc, si bon vous semble ; mais ce plaisir-
là vous sera refusé.

— Pourquoi, monsieur ?

— Parce que c'est une folie ; parce que cette
marquise est aussi invisible dans ses petits boudoirs
de Brimborion que le Grand-Turc dans son sérail ;
parce qu'on vous fermera toutes les portes au nez.
Que voulez-vous faire ? Tenter l'impossible ! chercher fortune comme un aventurier !

— Non pas, mais comme un amoureux. Je ne prétends point solliciter, monsieur, mais réclamer contre une injustice. J'avais une espérance fondée, presque une promesse de M. de Biron ; j'étais à la veille
de posséder ce que j'aime, et cet amour n'est point
déraisonnable ; vous ne l'avez pas désapprouvé.

Souffrez donc que je tente de plaider ma cause.
Aurai-je affaire au roi ou à madame de Pompadour,
je l'ignore, mais je veux partir.

— Vous ne savez pas ce que c'est que la cou.
et vous voulez vous y présenter !

— Eh ! j'y serai peut-être reçu plus aisément, p.
cette raison que j'y suis inconnu.

— Vous inconnu, chevalier ! y pensez-vous ?
Avec un nom comme le vôtre !... Nous sommes
vieux gentilshommes, monsieur ; vous ne sauriez
être inconnu.

— Eh bien donc, le roi m'écoutera !

— Il ne voudra pas seulement vous entendre.
Vous rêvez Versailles, et vous croirez y être quand
votre postillon s'arrêtera... Supposons que vous
parveniez jusqu'à l'antichambre, à la galerie, à
l'Œil-de-Bœuf : vous ne verrez entre Sa Majesté et
vous que le battant d'une porte ; il y aura un abîme.
Vous vous retournerez, vous chercherez des biais,
des protections, vous ne trouverez rien. Nous
sommes parents de M. de Chauvelin ; et comment croyez-vous que le roi se venge ? Par la torture
pour Damiens, par l'exil pour le parlement, mais
pour nous autres, par un mot, ou, pis encore, par
le silence. Savez-vous ce que c'est que le silence
du roi, lorsque, avec son regard muet, au lieu de
vous répondre, il vous dévisage en passant et vous
anéantit ? Après la Grève et la Bastille, c'est un certain degré de supplice qui, moins cruel en apparence marque aussi bien que la main du bour-

16.

reau. Le c··· ··· ··· est vrai, reste libre, mais il ne lui faut ··· ··· ··· er à s'approcher ni d'une femme, ni d'un courtisan, ni d'un salon, ni d'une abbaye, ni d'une caserne. Devant lui tout se ferme ou se détourne, et il se promène ainsi au hasard dans une prison invisible.

— Je m'y remuerai tant que j'en sortirai.

— Pas plus qu'un autre. Le fils de M. de Meynières n'était pas plus coupable que vous. Il avait, comme vous, des promesses, les plus légitimes espérances. Son père, le plus dévoué sujet de Sa Majesté, le plus honnête homme du royaume, repoussé par le roi, est allé, avec ses cheveux gris, non pas prier, mais essayer de persuader la grisette. Savez-vous ce qu'elle a répondu ? Voici ses propres paroles, que M. de Meynières m'envoie dans une lettre : « Le roi est le maître ; il ne juge pas à propos de vous marquer son mécontentement personnellement ; il se contente de vous le faire éprouver en privant monsieur votre fils d'un état ; vous punir autrement, ce serait commencer une affaire, et il n'en veut pas ; il faut respecter ses volontés. Je vous plains cependant, j'entre dans vos peines, j'ai été mère ; je sais ce qu'il doit vous en coûter pour laisser votre fils sans état. » Voilà le style de cette créature, et vous voulez vous mettre à ses pieds !

— On dit qu'ils sont charmants, monsieur.

— Parbleu, oui. Elle n'est pas jolie, et le roi ne l'aime pas, on le sait. Il cède, il plie devant cette

femme. Pour maintenir son étrange pouvo
bien qu'elle ait autre chose que sa tête de

— On prétend qu'elle a tant d'esprit !

— Et point de cœur, le beau mérite !

— Point de cœur ! elle qui sait si bien déclamer
les vers de Voltaire, chanter la musique de Rous-
seau ! elle qui joue Alzire et Colette ! C'est impossible, je ne le croirai jamais.

—Allez-y voir, puisque vous le voulez. Je conseille et n'ordonne pas, mais vous en serez pour vos
frais de voyage. Vous aimez donc beaucoup cette
demoiselle d'Annebault ?

—Plus que ma vie.

— Allez, monsieur.

III

On a dit que les voyages font tort à l'amour,
parce qu'ils donnent des distractions ; on a dit aussi
qu'ils le fortifient, parce qu'ils laissent le temps d'y
rêver. Le chevalier était trop jeune pour faire de si
savantes distinctions. Las de la voiture, à moitié
chemin, il avait pris un bidet de poste, et arrivait
ainsi vers cinq heures du soir à l'auberge du Soleil,
enseigne passée de mode, du temps de Louis XIV.

Il y avait à Versailles un vieux prêtre qui avait été
curé près de Neauflette : le chevalier le connaissait
et l'aimait. Ce curé, simple et pauvre, avait un

neveu à bénéfices, abbé de cour, qui pouvait être
utile. Le chevalier alla donc chez le neveu, lequel,
homme d'importance, plongé dans son rabat, reçut
fort bien le nouveau venu et ne dédaigna pas d'écouter sa requête.

— Mais, parbleu, dit-il, vous venez au mieux. Il y
a ce soir opéra à la cour, une espèce de fête, de je
ne sais quoi. Je n'y vais pas, parceque je boude la
marquise, afin d'obtenir quelque chose ; mais voici
justement un mot de M. le duc d'Aumont, que je
lui avais demandé pour quelqu'un, je ne sais plus
qui. Allez là. Vous n'êtes pas encore présenté, il est
vrai, mais pour le spectacle cela n'est pas nécessaire. Tâchez de vous trouver sur le passage du roi
au petit foyer. Un regard, et votre fortune est faite.

Le chevalier remercia l'abbé, et fatigué d'une
nuit mal dormie et d'une journée à cheval, il fit,
devant un miroir d'auberge, une de ces toilettes
nonchalantes qui vont si bien aux amoureux. Une
servante peu expérimentée l'accommoda du mieux
qu'elle put, et couvrit de poudre son habit pailleté.
Il s'achemina ainsi vers le hasard. Il avait vingt ans.

La nuit tombait lorsqu'il arriva au château. Il s'a-
vança timidement vers la grille et demanda son chemin à la sentinelle. On lui montra le grand escalier.
Là, il apprit du suisse que l'opéra venait de commencer, et que le roi, c'est-à-dire tout le monde,
était dans la salle[1].

---

[1] Il ne s'agit point ici de la salle actuelle, construite par
Louis XV, ou plutôt par madame de Pompadour, mais terminée

— Si M. le marquis veut traverser la cour, ajouta
le suisse (à tout hasard, on donnait du marquis), il
sera au spectacle dans un instant. S'il aime mieux
passer par les appartements...

Le chevalier ne connaissait point le palais. La curiosité lui fit répondre d'abord qu'il passerait par
les appartements ; puis, comme un laquais se disposait à le suivre pour le guider, un mouvement
de vanité lui fit ajouter qu'il n'avait que faire d'être
accompagné. Il s'avança donc seul, non sans
quelque émotion.

Versailles resplendissait de lumière. Du rez-de-
chaussée jusqu'au faîte, les lustres, les girandoles,
les meubles dorés, les marbres étincelaient. Hormis
aux appartements de la reine, les deux battants
étaient ouverts partout. A mesure que le chevalier
marchait, il était frappé d'un étonnement et d'une
admiration difficiles à imaginer ; car ce qui rendait
tout à fait merveilleux le spectacle qui s'offrait à
lui, ce n'était pas seulement la beauté, l'éclat de ce
spectacle même, c'était la complète solitude où il
se trouvait dans cette sorte de désert enchanté.

A se voir seul, en effet, dans une vaste enceinte,
que ce soit dans un temple, un cloître ou un château, il y a quelque chose de bizarre, et, pour ainsi
dire, de mystérieux. Le monument semble peser

seulement en 1769 et inaugurée en 1770 pour le mariage du
duc de Berri (Lous XVI) avec Marie-Antoinette. Il s'agit d'une
sorte de théâtre mobile qu'on transportait dans une galerie
ou un appartement, selon la coutume de Louis XIV.

sur l'homme : les murs le regardent ; les échos
l'écoutent ; le bruit de ses pas trouble un si grand
silence, qu'il en ressent une crainte involontaire,
et n'ose marcher qu'avec respect.

Ainsi d'abord fit le chevalier ; mais bientôt la curiosité prit le dessus et l'entraîna. Les candélabres
de la galerie des glaces, en se mirant, se ren-
voyaient leurs feux. On sait combien de milliers
d'amours, que de nymphes et de bergères se
jouaient alors sur les lambris, voltigeaient aux pla-
fonds, et semblaient enlacer d'une immense guirlande le palais tout entier. Ici de vastes salles, avec
des baldaquins en velours semé d'or, et des fau-
teuils de parade conservant encore la roideur
majestueuse du grand roi ; là, des ottomanes chif-
fonnées, des pliants en désordre autour d'une table
de jeux ; une suite infinie de salons toujours vides,
où la magnificence éclatait d'autant mieux qu'elle
semblait plus inutile ; de temps en temps, des portes
secrètes s'ouvrant sur des corridors à perte de vue ;
mille escaliers, mille passages se croisant comme
dans un labyrinthe ; des colonnes, des estrades faites
pour des géants ; des boudoirs enchevêtrés comme
des cachettes d'enfants ; une énorme toile de Vanloo
près d'une cheminée de porphyre ; une boîte à
mouches oubliée à côté d'un magot de la Chine ;
tantôt une grandeur écrasante, tantôt une grâce
efféminée ; et partout, au milieu du luxe, de la
prodigalité et de la mollesse, mille odeurs eni-
vrantes, étranges et diverses, les parfums mêlés

des fleurs et des femmes, une tiédeur énervante,
l'air de la volupté.

Être en pareil lieu, à vingt ans, au milieu de ces
merveilles, et s'y trouver seul, il y avait à coup sûr
de quoi être ébloui. Le chevalier avançait au hasard, comme dans un rêve :

« Vrai palais de fées ! » murmurait-il, et en effet
il lui semblait voir se réaliser pour lui un de ces
contes où les princes égarés découvrent des châteaux magiques.

Était-ce bien des créatures mortelles qui habitaient ce séjour sans pareil? Était-ce des femmes
véritables qui venaient de s'asseoir dans ces fau-
teuils, et dont les contours gracieux avaient laissé à
ces coussins cette empreinte légère, pleine encore
d'indolence? Qui sait? derrière ces rideaux épais,
au fond de quelque immense et brillante galerie,
peut-être allait-il apparaître une princesse endormie
depuis cent ans, une fée en paniers, une Armide en
paillettes, ou quelque hamadryade de cour, sortant
d'une colonne de marbre, entr'ouvrant un lambris
doré !

Étourdi, malgré lui, par toutes ces chimères, le
chevalier, pour mieux rêver, s'était jeté sur un sofa,
et il s'y serait peut-être oublié longtemps, s'il ne
s'était souvenu qu'il était amoureux. Que faisait,
pendant ce temps-là, mademoiselle d'Annebault, sa
bien-aimée, restée, elle, dans un vieux château?

— Athénaïs ! s'écria-t-il tout à coup, que fais-je
ici à perdre mon temps ? Ma raison est-elle égarée ?

Où suis-je donc, grand Dieu! et que se passe-t-il en moi?

Il se leva et continua son chemin à travers ce pays nouveau, et il s'y perdit, cela va sans dire. Deux ou trois laquais, parlant à voix basse, lui apparurent au fond d'une galerie. Il s'avança vers eux et leur demanda sa route pour aller à la comédie.

— Si monsieur le marquis, lui répondit-on (toujours d'après la même formule), veut bien prendre la peine de descendre par cet escalier et de suivre la galerie à droite, il trouvera au bout trois marches à monter; il tournera alors à gauche, et quand il aura traversé le salon de Diane, celui d'Apollon, celui des Muses et celui du Printemps, il redescendra encore six marches, puis, en laissant à droite la salle des gardes, comme pour gagner l'escalier des ministres, il ne peut manquer de rencontrer là d'autres huissiers qui lui indiqueront le chemin.

— Bien obligé, dit le chevalier, et avec de si bons renseignements ce sera bien ma faute si je ne m'y retrouve pas.

Il se remit en marche avec courage, s'arrêtant toujours malgré lui pour regarder de côté et d'autre, puis, se rappelant de nouveau ses amours; enfin, au bout d'un grand quart d'heure, ainsi qu'on le lui avait annoncé, il trouva de nouveaux laquais:

—M. le marquis s'est trompé, lui dirent ceux-ci, c'est par l'autre aile du château qu'il aurait fallu prendre; mais rien n'est plus facile que de la regagner. Monsieur n'a qu'à descendre cet escalier, puis il traversera le salon des Nymphes, celui de l'Eté, celui de...

— Je vous remercie, dit le chevalier.

Et je suis bien sot, pensa-t-il encore, d'interroger ainsi les gens comme un badaud. Je me déshonore en pure perte, et quand, par imposible, ils ne se moqueraient pas de moi, à quoi me sert leur nomenclature, et tous les sobriquets pompeux de ces salons dont je ne connais pas un?

Il prit le parti d'aller droit devant lui, autant que faire se pourrait : « Car, après tout, se disait-il, ce palais est fort beau, il est très grand, mais il n'est pas sans bornes, et, fût-il long comme trois fois notre garenne, il faudrait bien que j'en voie la fin. »

Mais il n'est pas facile, à Versailles, d'aller longtemps droit devant soi, et cette comparaison rustique de la royale demeure avec une garenne déplut peut-être aux nymphes de l'endroit, car elles recommencèrent de plus belle à égarer le pauvre amoureux, et, sans doute pour le punir, elles prirent plaisir à le faire tourner et retourner sur ses propres pas, le ramenant sans cesse à la même place, justement comme un campagnard fourvoyé dans une charmille ; c'est ainsi qu'elles l'enveloppaient dans leur dédale de marbre et d'or.

Dans les *Antiquités de Rome*, de Piranési, il y a une série de gravures que l'artiste appelle « ses rêves, » et qui sont un souvenir de ses propres visions durant le délire d'une fièvre. Ces gravures

17

représentent de vastes salles gothiques ; sur le pavé sont toutes sortes d'engins et de machines, roues, câbles, poulies, leviers, catapultes, etc., etc., expression d'énorme puissance mise en action et de résistance formidable. Le long des murs, vous apercevez un escalier, et sur cet escalier, grimpant, non sans peine, Piranési lui-même. Suivez les marches un peu plus haut, elles s'arrêtent tout à coup devant un abîme. Quoi qu'il soit advenu du pauvre Piranési, vous le croyez du moins au bout de son travail, car il ne peut faire un pas de plus sans tomber ; mais levez les yeux, et vous voyez un second escalier qui s'élève en l'air, et sur cet escalier encore, Piranési sur le bord d'un autre précipice. Regardez encore plus haut, et un escalier encore plus aérien se dresse devant vous, et encore le pauvre Piranési continuant son ascension, et ainsi de suite, jusqu'à ce que l'éternel escalier et Piranési disparaissent ensemble dans les nues, c'est-à-dire dans le bord de la gravure.

Cette fiévreuse allégorie représente assez exactement l'ennui d'une peine inutile, et l'espèce de vertige que donne l'impatience. Le chevalier, voyageant toujours de salon en salon et de galerie en galerie, fut pris d'une sorte de colère :

— Parbleu, dit-il, voilà qui est cruel. Après avoir été si charmé, si ravi, si enthousiasmé de me trouver seul dans ce maudit palais (ce n'était plus le palais des fées) je n'en pourrai donc pas sortir ! Peste soit de la fatuité qui m'a inspiré cette idée

d'entrer ici comme le prince Fanfarinet avec ses
bottes d'or massif, au lieu de dire au premier laquais venu de me conduire tout bonnement à la
salle de spectacle !

Lorsqu'il ressentait ces regrets tardifs, le chevalier était, comme Piranési, à la moitié d'un escalier, sur un palier, entre trois portes. Derrière celle
du milieu, il lui sembla entendre un murmure si
doux, si léger, si voluptueux, pour ainsi dire, qu'il ne
put s'empêcher d'écouter. Au moment où il s'avançait, tremblant de prêter une oreille indiscrète,
cette porte s'ouvrit à deux battants. Une bouffée
d'air embaumée de mille parfums, un torrent de
lumière à faire pâlir la galerie des glaces, vinrent
le frapper si soudainement qu'il recula de quelques
pas.

— Monsieur le marquis veut-il entrer? demanda
l'huissier qui avait ouvert la porte.

— Je voudrais aller à la comédie, répondit le chevalier.

— Elle vient de finir à l'instant même.

En même temps, de fort belles dames, délicatement plâtrées de blanc et de carmin, donnant, non
pas le bras, ni même la main, mais le bout des
doigts à de vieux et jeunes seigneurs, commençaient à sortir de la salle de spectacle, ayant grand
soin de marcher de profil, pour ne pas gâter leurs
paniers. Tout ce monde brillant parlait à voix
basse, avec une demi-gaieté, mêlée de crainte et de
respect

— Qu'est-ce donc? dit le chevalier, ne devinant pas que le hasard l'avait conduit précisément au petit foyer.

— Le roi va passer, répondit l'huissier.

Il y a une sorte d'intrépidité qui ne doute de rien, elle n'est que trop facile : c'est le courage des gens mal élevés. Notre jeune provincial, bien qu'il fût raisonnablement brave, ne possédait pas cette faculté. A ces seuls mots : « Le roi va passer, » il resta immobile et presque effrayé.

Le roi Louis XV, qui faisait à cheval, à la chasse, une douzaine de lieues sans y prendre garde, était, comme l'on sait, souverainement nonchalant. Il se vantait, non sans raison, d'être le premier gentilhomme de France, et ses maîtresses lui disaient, non sans cause, qu'il en était le mieux fait et le plus beau. C'était une chose considérable que de le voir quitter son fauteuil, et daigner marcher en personne. Lorsqu'il traversa le foyer, avec un bras posé ou plutôt étendu sur l'épaule de M. d'Argenson, pendant que son talon rouge glissait sur le parquet (il avait mis cette paresse à la mode), toutes les chuchoteries cessèrent ; les courtisans baissaient la tête, n'osant pas saluer tout à fait, et les belles dames, se repliant doucement sur leurs jarretières couleur de feu, au fond de leurs immenses falbalas, hasardaient ce bonsoir coquet que nos grand'mères appelaient une révérence, et que notre siècle a remplacé par le brutal « shakehand » des Anglais

Mais le roi ne se souciait de rien, et ne voyait que ce qui lui plaisait. Alfiéri était peut-être là, qui ra conte ainsi sa présentation à Versailles, dans ses Mémoires :

« Je savais que le roi ne parlait jamais aux étrangers qui n'étaient pas marquants ; je ne pus cependant me faire à l'impassible et sourcilleux maintien de Louix XV. Il toisait l'homme qu'on lui présentait de la tête aux pieds, et il avait l'air de n'en recevoir aucune impression. Il me semble cependant que si l'on disait à un géant : *Voici une fourmi que je vous présente*, en la regardant, il sourirait, ou dirait peut-être : Ah! le petit animal! »

Le taciturne monarque passa donc à travers ces fleurs, ces belles dames, et toute cette cour, gardant sa solitude au milieu de la foule. Il ne fallut pas au chevalier de longues réflexions pour comprendre qu'il n'avait rien à espérer du roi, et que le récit de ses amours n'obtiendrait là aucun succès.

— Malheureux que je suis ! pensa-t-il ; mon père n'avait que trop raison lorsqu'il me disait qu'à deux pas du roi je verrais un abîme entre lui et moi. Quand bien même je me hasarderais à demander une audience, qui me protégera ? qui me présentera ? Le voilà, ce maître absolu qui peut d'un mot changer ma destinée, assurer ma fortune, combler tous mes souhaits. Il est là, devant moi ; en étendant la main, je pourrais toucher sa parure... et je me sens plus loin de lui que si j'étais encore au fond de ma province! Comment lui parler?

17

comment l'aborder ? qui viendra donc à mon secours ?

Pendant que le chevalier se désolait ainsi, il vit
entrer une jeune dame assez jolie, d'un air plein de
grâce et de finesse ; elle était vêtue fort simplement,
d'une robe blanche, sans diamants ni broderies,
avec une rose sur l'oreille. Elle donnait la main à
un seigneur *tout à l'ambre*, comme dit Voltaire, et
lui parlait tout bas derrière son éventail. Or le hasard voulut qu'en causant, en riant et en gesticulant, cet éventail vînt à lui échapper et à tomber
sous un fauteuil, précisément devant le chevalier.
Il se précipita aussitôt pour le ramasser, et comme,
pour cela, il avait mis un genou en terre, la jeune
dame lui parut si charmante, qu'il lui présenta
l'éventail sans se relever. Elle s'arrêta, sourit, et
passa, remerciant d'un léger signe de tête : mais,
au regard qu'elle avait jeté sur le chevalier, il sentit battre son cœur sans savoir pourquoi. — Il avait
raison. — Cette jeune dame était la petite d'Étioles,
comme l'appelaient encore les mécontents, tandis
que les autres, en parlant d'elle, disaient « la Marquise, » comme on dit « la Reine. »

IV

— Celle-là me protégera, celle-là viendra à mon
secours ! Ah ! que l'abbé avait raison de me dire

qu'un regard déciderait de ma vie ! Oui, ces yeux
si fins et si doux, cette petite bouche railleuse et
délicieuse, ce petit pied noyé dans un pompon...
Voilà ma bonne fée !

Ainsi pensait, presque tout haut, le chevalier
rentrant à son auberge. D'où lui venait cette espérance subite ? Sa jeunesse seule parlait-elle, ou
les yeux de la marquise avaient-ils parlé ?

Mais la difficulté restait toujours la même. S'il
ne songeait plus maintenant à être présenté au roi,
qui le présenterait à la marquise ?

Il passa une grande partie de la nuit à écrire à
mademoiselle d'Annebault une lettre à peu près
pareille à celle qu'avait lue madame de Pompadour.

Retracer cette lettre serait fort inutile. Hormis
les sots, il n'y a que les amoureux qui se trouvent
toujours nouveaux, en répétant toujours la même
chose.

Dès le matin, le chevalier sortit et se mit à marcher, en rêvant dans les rues. Il ne lui vint pas à
l'esprit d'avoir encore recours à l'abbé protecteur,
et il ne serait pas aisé de dire la raison qui l'en em-
pêchait. C'était comme un mélange de crainte et
d'audace, de fausse honte et de romanesque. Et,
en effet, que lui aurait répondu l'abbé, s'il lui avait
conté son histoire de la veille ? — Vous vous êtes
trouvé à propos pour ramasser un éventail ; avez-
vous su en profiter ? Qu'avez-vous dit à la marquise ? — Rien. — Vous auriez dû lui parler. —

J'étais troublé, j'avais perdu la tête. — Cela est un tort ; il faut savoir saisir l'occasion ; mais cela peut se réparer. Voulez-vous que je vous présente à monsieur un tel, il est de mes amis. A madame une telle ? elle est mieux encore. Nous tâcherons de vous faire parvenir jusqu'à cette marquise qui vous a fait peur, et cette fois, etc., etc.

Or le chevalier ne se souciait de rien de pareil. Il lui semblait qu'en racontant son aventure il l'aurait, pour ainsi dire, gâtée et déflorée. Il se disait que le hasard avait fait pour lui une chose inouïe, incroyable, et que ce devait être un secret entre lui et la fortune ; confier ce secret au premier venu, c'était, à son avis, en ôter tout le prix et s'en montrer indigne : — Je suis allé seul hier au château de Versailles, pensait-il ; j'irai bien seul à Trianon, (c'était en ce moment le séjour de la favorite).

Une telle façon de penser peut et doit même paraître extravagante aux esprits calculateurs, qui ne négligent rien et laissent le moins possible au hasard ; mais les gens les plus froids, s'ils ont été jeunes (tout le monde ne l'est pas, même au temps de la jeunesse), ont pu connaître ce sentiment bizarre, faible et hardi, dangereux et séduisant, qui nous entraîne vers la destinée : on se sent aveugle, et on veut l'être ; on ne sait où l'on va, et l'on marche. Le charme est dans cette insouciance et dans cette ignorance même ; c'est le plaisir de l'artiste qui rêve, de l'amoureux qui passe la nuit sous les fenêtres de sa maîtresse ; c'est aussi l'instinct du soldat.; c'est, surtout, celui du joueur.

Le chevalier, presque sans le savoir, avait donc pris le chemin de Trianon. Sans être fort paré, comme on disait alors, il ne manquait ni d'élégance, ni de cette façon d'être qui fait qu'un laquais, vous rencontrant en route, ne vous demande pas où vous allez. Il ne lui fut donc pas difficile, grâce à quelques indications prises à son auberge, d'arriver jusqu'à la grille du château, si l'on peut appeler ainsi cette bonbonnière de marbre qui vit jadis tant de plaisirs et d'ennuis. Malheureusement, la grille était fermée, et un gros suisse, vêtu d'une simple houppelande, se promenait, les mains derrière le dos, dans l'avenue intérieure, comme quelqu'un qui n'attend personne.

— Le roi est ici! se dit le chevalier, ou la marquise n'y est pas. Évidemment, quand les portes sont closes et que les valets se promènent, les maîtres sont enfermés ou sortis.

Que faire? Autant il se sentait, un instant auparavant, de confiance et de courage, autant il éprouvait tout à coup de trouble et de désappointement. Cette seule pensée : « Le roi est ici! » l'effrayait plus que n'avaient fait la veille ces trois mots : « Le roi va passer! » car ce n'était alors que de l'imprévu, et maintenant il connaissait ce froid regard, cette majesté impassible.

— Ah! bon Dieu! quel visage ferais-je si j'essayais, en étourdi, de pénétrer dans ce jardin, et si j'allais me trouver face à face devant ce monarque superbe, prenant son café au bord d'un ruisseau.

Aussitôt se dessina devant le pauvre amoureux
la silhouette désobligeante de la Bastille; au lieu
de l'image charmante qu'il avait gardée de cette
marquise passant en souriant, il vit des donjons,
des cachots, du pain noir, l'eau de la question; il
savait l'histoire de Latude. Peu à peu venait la réflexion, et peu à peu s'envolait l'espérance.

— Et cependant, se dit-il encore, je ne fais point
de mal, ni le roi non plus. Je réclame contre une
injustice; je n'ai jamais chansonné personne. On
m'a si bien reçu hier à Versailles, et les laquais
ont été si polis! De quoi ai-je peur? De faire une
sottise. J'en ferai d'autres qui répareront celle-là.

Il s'approcha de la grille et la toucha du doigt;
elle n'était pas tout à fait fermée. Il l'ouvrit et
entra résolûment. Le suisse se retourna d'un air
ennuyé :

— Que demandez-vous? où allez-vous?

— Je vais chez madame de Pompadour.

— Avez-vous une audience?

— Oui.

— Où est votre lettre?

Ce n'était plus le marquisat de la veille, et,
cette fois, il n'y avait plus de duc d'Aumont. Le
chevalier baissa tristement les yeux, et s'aperçut que ses bas blancs et ses boucles de cailloux
du Rhin étaient couverts de poussière. Il avait
commis la faute de venir à pied, dans un pays
où l'on ne marchait pas. Le suisse baissa les

yeux aussi, et le toisa, non de la tête aux pieds, mais des pieds à la tête. L'habit lui parut propre, mais le chapeau était un peu de travers et la coiffure dépoudrée :

— Vous n'avez point de lettre. Que voulez-vous ?

— Je voudrais parler à madame de Pompadour.

— Vraiment ! Et vous croyez que ça se fait comme ça ?

— Je n'en sais rien. Le roi est-il ici ?

— Peut-être. Sortez, et laissez-moi en repos.

— Le chevalier ne voulait pas se mettre en colère ; mais, malgré lui, cette insolence le fit pâlir :

— J'ai dit quelquefois à un laquais de sortir, répondit-il, mais un laquais ne me l'a jamais dit.

— Laquais ! moi ? un laquais ! s'écria le suisse furieux.

— Laquais, portier, valet et valetaille, je ne m'en soucie point, et très-peu m'importe.

Le suisse fit un pas vers le chevalier, les poings crispés et le visage en feu. Le chevalier, rendu à lui-même par l'apparence d'une menace, souleva légèrement la poignée de son épée :

— Prenez garde, dit-il, je suis gentilhomme, et il en coûte trente-six livres pour envoyer en terre un rustre comme vous.

— Si vous êtes gentilhomme, monsieur, moi, j'appartiens au roi : je ne fais que mon devoir, et ne croyez pas...

En ce moment, le bruit d'une fanfare, qui semblait venir du bois de Satory, se fit entendre au loin et se perdit dans l'écho. Le chevalier laissa son épée retomber dans le fourreau, et, ne songeant plus à la querelle commencée :

— Eh! morbleu! dit-il, c'est le roi qui part pour la chasse. Que ne me le disiez-vous tout de suite?

— Cela ne me regarde pas, ni vous non plus.

— Écoutez-moi, mon cher ami. Le roi n'est pas là, je n'ai pas de lettre, je n'ai pas d'audience. Voici pour boire, laissez-moi entrer.

Il tira de sa poche quelques pièces d'or. Le suisse le toisa de nouveau avec un souverain mépris:

— Qu'est-ce que c'est que ça? dit-il dédaigneusement. Cherche-t-on ainsi à s'introduire dans une demeure royale? Au lieu de vous faire sortir, prenez garde que je ne vous y enferme.

— Toi, double maraud! dit le chevalier, retrouvant sa colère et reprenant son épée.

— Oui, moi, répéta le gros homme. Mais, pendant cette conversation, où l'historien regrette d'avoir compromis son héros, d'épais nuages avaient obscurci le ciel; un orage se préparait. Un éclair rapide brilla, suivi d'un violent coup de tonnerre, et la pluie commençait à tomber lourdement. Le chevalier, qui tenait encore son or, vit une goutte d'eau sur son soulier poudreux, grande comme un petit écu :

— Peste, dit-il, mettons-nous à l'abri. Il ne sit pas de se laisser mouiller.

Et il se dirigea lestement vers l'antre du Cerbère, ou, si l'on veut, la maison du concierge; puis là, se jetant sans façon dans le grand fauteuil du concierge même:

— Dieu! que vous m'ennuyez! dit-il, et que je suis malheureux! Vous me prenez pour un conspirateur, et vous ne comprenez pas que j'ai dans ma poche un placet pour Sa Majesté! je suis de province, mais vous n'êtes qu'un sot.

Le suisse, pour toute réponse, alla dans un coin, prendre sa hallebarde, et resta ainsi debout, l'arme au poing.

— Quand partirez-vous ? s'écria-t-il d'une voix de Stentor.

La querelle, tour à tour oubliée et reprise, semblait cette fois devenir tout à fait sérieuse, et déjà les deux grosses mains du suisse tremblaient étrangement sur sa pique; qu'allait-il advenir? je ne sais, lorsque, tournant tout à coup la tête : « Ah! dit le chevalier, qui vient là ? »

Un jeune page, montant un cheval superbe (non pas anglais; dans ce temps-là les jambes maigres n'étaient pas à la mode), accourait à toute bride et au triple galop. Le chemin était trempé par la pluie; la grille n'était qu'entr'ouverte. Il y eut une hésitation; le suisse s'avança et ouvrit la grille. Le page donna de l'éperon; le cheval, arrêté un instant, voulut reprendre son train, manqua du pied, glissa sur la terre humide et tomba.

Il est fort peu commode, presque dangereux, de

faire relever un cheval tombé à terre. Il n'y a cravache qui tienne. La gesticulation des jambes de la
bête, qui fait ce qu'elle peut, est extrêmement dé-
sagréable, surtout lorsque l'on a soi-même une
jambe aussi prise sous la selle.

Le chevalier, toutefois, vint à l'aide sans réfléchir
à ces inconvénients, et il s'y prit si adroitement que
bientôt le cheval fut redressé et le cavalier dégagé.
Mais celui-ci était couvert de boue, et ne pouvait
qu'à peine marcher en boitant. Transporté, tant
bien que mal, dans la maison du suisse, et assis à
son tour dans le grand fauteuil :

— Monsieur, dit-il au chevalier, vous êtes gentilhomme, à coup sûr. Vous m'avez rendu un grand
service, mais vous m'en pouvez rendre un plus
grand encore. Voici un message du roi pour madame
la marquise, et ce message est très pressé, comme
vous le voyez, puisque mon cheval et moi, pour aller
plus vite, nous avons failli nous rompre le cou.
Vous comprenez que, fait comme je suis, avec une
jambe éclopée, je ne saurais porter ce papier. Il
faudrait, pour cela, me faire porter moi-même.
Voulez-vous y aller à ma place ?

En même temps, il tirait de sa poche une grande
enveloppe dorée d'arabesques, accompagnée d'un
sceau royal.

— Très volontiers, monsieur, répondit le chevalier, prenant l'enveloppe. Et, leste et léger comme
une plume, il partit en courant, sur la pointe du
pied.

V

Quand le chevalier arriva au château, un suisse était encore devant le péristyle :

« Ordre du roi, » dit le jeune homme, qui, cette fois, ne redoutait plus les hallebardes ; et, montrant sa lettre, il entra gaiement au travers d'une demi-douzaine de laquais.

Un grand huissier, planté au milieu du vestibule, voyant l'ordre et le sceau royal, s'inclina gravement, comme un peuplier courbé par le vent, puis, de l'un de ses doigts osseux, il toucha, en souriant, le coin d'une boiserie.

Une petite porte battante, masquée par une tapisserie, s'ouvrit aussitôt comme d'elle-même. L'homme osseux fit un signe obligeant : le chevalier entra, et la tapisserie, qui s'était entr'ouverte, retomba mollement derrière lui.

Un valet de chambre silencieux l'introduisit alors dans un salon, puis dans un corridor, sur lequel s'ouvraient deux ou trois petits cabinets, puis enfin dans un second salon, et le pria d'attendre un instant.

— Suis-je encore ici au château de Versailles? se demandait le chevalier. Allons-nous recommencer à jouer à cligne-musette?

Trianon n'était, à cette époque, ni ce qu'il est

maintenant, ni ce qu'il avait été. On a dit que madame de Maintenon avait fait de Versailles un ora-
toire, et madame de Pompadour un boudoir. On a
dit aussi de Trianon que *ce petit château de porcelaine*
était le boudoir de madame de Montespan. Quoi
qu'il en soit de tous ces boudoirs, il paraît que
Louis XV en mettait partout. Telle galerie, où son
aïeul se promenait majestueusement, était alors
bizarrement divisée en une infinité de comparti-
ments. Il y en avait de toutes les couleurs; le roi
allait papillonnant dans ces bosquets de soie et de
velours. « Trouvez-vous de bon goût mes petits
appartements meublés? » demanda-t-il un jour à la
belle comtesse de Séran. « Non, dit-elle, je les voudrais bleus. » Comme le bleu était la couleur du
roi, cette réponse le flatta. Au second rendez-vous,
madame de Séran trouva le salon meublé en bleu,
comme elle l'avait désiré.

Celui dans lequel, en ce moment, le chevalier se
trouvait seul, n'était ni bleu, ni blanc, ni rose, mais
tout en glaces. On sait combien une jolie femme
qui a une jolie taille gagne à laisser ainsi son image
se répéter sous mille aspects. Elle éblouit, elle
enveloppe, pour ainsi dire, celui à qui elle veut
plaire. De quelque côté qu'il regarde, il la voit;
comment l'éviter? Il ne lui reste plus qu'à s'enfuir,
où à s'avouer subjugué.

Le chevalier regardait aussi le jardin. Là, derrière
les charmilles et les labyrinthes, les statues et les
vases de marbre, commençait à poindre le goût pas-

toral, que la marquise allait mettre à la mode, et
que, plus tard, madame Dubarry et la reine Marie-
Antoinette devaient pousser à un si haut degré de
perfection. Déjà apparaissaient les fantaisies cham-
pêtres où se réfugiait le caprice blasé. Déjà les Tri-
tons boursouflés, les graves déesses et les nymphes
savantes, les bustes à grandes perruques, glacés
d'horreur dans leurs niches de verdure, voyaient
sortir de terre un jardin anglais au milieu des ifs
étonnés. Les petites pelouses, les petits ruisseaux, les
petits ponts, allaient bientôt détrôner l'Olympe pour
le remplacer par une laiterie, étrange parodie de la
nature, que les Anglais copient sans la comprendre,
vrai jeu d'enfant devenu alors le passe-temps d'un
maître indolent, qui ne savait comment se désennuyer de Versailles dans Versailles même.

Mais le chevalier était trop charmé, trop ravi de
se trouver là pour qu'une réflexion critique pût se
présenter à son esprit. Il était, au contraire, prêt à
tout admirer, et il admirait en effet, tournant sa
missive dans ses doigts, comme un provincial fait
de son chapeau, lorsqu'une jolie fille de chambre
ouvrit la porte et lui dit doucement :

—Venez, monsieur.

Il la suivit, et après avoir passé de nouveau par
plusieurs corridors plus ou moins mystérieux, elle
le fit entrer dans une grande chambre où les volets
étaient à demi fermés. Là, elle s'arrêta et parut
écouter:

—Toujours cligne-musette, se disait le chevalier.

18.

Cependant, au bout de quelques instants, une porte s'ouvrit encore, et une autre fille de chambre, qui semblait devoir être aussi jolie que la première, répéta du même ton les mêmes paroles :

— Venez, monsieur.

S'il avait été ému à Versailles, il l'était maintenant bien autrement, car il comprenait qu'il touchait au seuil du temple qu'habitait la divinité. Il s'avança le cœur palpitant ; une douce lumière, faiblement voilée par de légers rideaux de gaze, succéda à l'obscurité ; un parfum délicieux, presque imperceptible, se répandit dans l'air autour de lui ; la fille de chambre écarta timidement le coin d'une portière de soie, et, au fond d'un grand cabinet de la plus élégante simplicité, il aperçut la dame à l'éventail, c'est-à-dire la toute-puissante marquise.

Elle était seule, assise devant une table, enveloppée d'un peignoir, la tête appuyée sur sa main, et paraissant très préoccupée. En voyant entrer le chevalier, elle se leva par un mouvement subit et comme involontaire :

— Vous venez de la part du roi ?

Le chevalier aurait pu répondre, mais il ne trouva rien de mieux que de s'incliner profondément, en présentant à la marquise la lettre qu'il lui apportait. Elle la prit, ou plutôt s'en empara avec une extrême vivacité. Pendant qu'elle la décachetait, ses mains tremblaient sur l'enveloppe.

Cette lettre, écrite de la main du roi, était assez longue. Elle la dévora d'abord, pour ainsi dire, d'un coup d'œil, puis elle la lut avidement avec une attention profonde, le sourcil froncé et serrant les lèvres. Elle n'était pas belle ainsi, et ne ressemblait plus à l'apparition magique du petit foyer. Quand elle fut au bout, elle sembla réfléchir. Peu à peu, son visage, qui avait pâli, se colora d'un léger incarnat (à cette heure-là elle n'avait pas de rouge) : non-seulement la grâce lui revint, mais un éclair de vraie beauté passa sur ses traits délicats ; on aurait pu prendre ses joues pour deux feuilles de rose. Elle poussa un demi-soupir, laissa tomber la lettre sur la table, et se retournant vers le chevalier :

— Je vous ai fait attendre, monsieur, lui dit-elle avec le plus charmant sourire, mais c'est que je n'étais pas levée, et je ne le suis même pas encore. Voilà pourquoi j'ai été forcée de vous faire venir par les cachettes ; car je suis assiégée ici presque autant que si j'étais chez moi. Je voudrais répondre un mot au roi. Vous ennuie-t-il de faire ma commission ?

Cette fois il fallait parler ; le chevalier avait eu le temps de reprendre un peu de courage :

— Hélas ! madame, dit-il tristement, c'est beaucoup de grâce que vous me faites ; mais, par malheur, je n'en puis profiter.

— Pourquoi cela ?

— Je n'ai pas l'honneur d'appartenir à Sa Majesté.

— Comment donc êtes-vous venu ici ?

— Par un hasard. J'ai rencontré en route un page qui s'est jeté par terre et qui m'a prié...

— Comment, jeté par terre ! répéta la marquise en éclatant de rire. (Elle paraissait si heureuse en ce moment, que la gaieté lui venait sans peine.)

— Oui, madame, il est tombé de cheval à la grille. Je me suis trouvé là, heureusement, pour l'aider à se relever, et, comme son habit était fort gâté, il m'a prié de me charger de son message.

— Et par quel hasard vous êtes-vous trouvé là?

— Madame, c'est que j'ai un placet à présenter à Sa Majesté.

— Sa Majesté demeure à Versailles.

— Oui, mais vous demeurez ici.

— Oui-dà ! En sorte que c'était vous qui vouliez me charger d'une commission.

— Madame, je vous supplie de croire...

— Ne vous effrayez pas, vous n'êtes pas le premier. Mais à propos de quoi vous adresser à moi ? Je ne suis qu'une femme... comme une autre.

En prononçant ces mots d'un air moqueur, la marquise jeta un regard triomphant sur la lettre qu'elle venait de lire.

— Madame, reprit le chevalier, j'ai toujours ouï dire que les hommes exerçaient le pouvoir, et que les femmes..

— En disposaient, n'est-ce pas ? Eh bien, monsieur, il y a une reine de France.

— Je le sais, madame, et c'est ce qui fait que je me suis *trouvé là* ce matin.

La marquise était plus qu'habituée à de semblables compliments, bien qu'on ne les lui fît qu'à voix basse ; mais, dans la circonstance présente, celui-ci parut lui plaire très singulièrement

— Et sur quelle foi, dit-elle, sur quelle assurance avez-vous cru pouvoir parvenir jusqu'ici ? car vous ne comptiez pas, je suppose, sur un cheval qui tombe en chemin.

— Madame, je croyais... j'espérais..

— Qu'espériez-vous ?

— J'espérais que le hasard... pourrait faire...

— Toujours le hasard ! Il est de vos amis, à ce qu'il paraît ; mais je vous avertis que si vous n'en avez pas d'autres, c'est une triste recommandation.

Peut-être la fortune offensée voulut-elle se venger de cette irrévérence ; mais le chevalier, que ces dernières questions avaient de plus en plus troublé, aperçut tout à coup, sur le coin de la table, précisément le même éventail qu'il avait ramassé la veille. Il le prit, et, comme la veille, il le présenta à la marquise, en fléchissant le genou devant elle :

— Voilà, madame, lui dit-il, le seul ami que j'aie ici.

La marquise parut d'abord étonnée, hésita un moment, regardant tantôt l'éventail, tantôt le chevalier :

— Ah ! vous avez raison, dit-elle enfin ; c'est vous, monsieur ! je vous reconnais. C'est vous que j'ai vu hier, après la comédie, avec M. de Richelieu. J'ai laissé tomber cet éventail, et vous vous êtes *trouvé là,* comme vous disiez.

— Oui, madame..

— Et fort galamment, en vrai chevalier, vous me l'avez rendu : je ne vous ai pas remercié, mais j'ai toujours été persuadée que celui qui sait, d'aussi bonne grâce, relever un éventail, sait aussi, au besoin, relever le gant ; et nous aimons assez cela, nous autres.

— Et cela n'est que trop vrai, madame ; car, en arrivant tout à l'heure, j'ai failli avoir un duel avec le suisse.

— Miséricorde ! dit la marquise, prise d'un second accès de gaieté, avec le suisse ! et pourquoi faire ?

— Il ne voulait pas me laisser entrer.

— Ç'eût été dommage. Mais, monsieur, qui êtes-vous ? que demandez-vous ?

— Madame, je me nomme le chevalier de Vauvert. M. de Biron avait demandé pour moi une place de cornette aux gardes.

— Oui-dà ! je me souviens encore. Vous venez de Neauflette, vous êtes amoureux de mademoiselle d'Annebault..

— Madame, qui a pu vous dire ?

— Oh ! je vous préviens que je suis fort à craindre. Quand la mémoire me manque, je devine. Vous êtes parent de l'abbé de Chauvelin, et refusé pour cela, n'est-ce-pas ? Où est votre placet ?

— Le voilà, madame ; mais, en vérité, je ne puis comprendre...

— A quoi bon comprendre ? Levez-vous, et mettez votre papier sur cette table. Je vais répondre au roi; vous lui porterez en même temps votre demande et ma lettre.

— Mais, madame, je croyais vous avoir dit...

— Vous irez. Vous êtes entré ici de par le roi, n'est-il pas vrai ? Eh bien, vous entrerez là-bas de par la marquise de Pompadour, dame du palais de la reine.

Le chevalier s'inclina sans mot dire, saisi d'une sorte de stupéfaction. Tout le monde savait depuis longtemps combien de pourparlers, de ruses et d'intrigues la favorite avait mis en jeu, et quelle obstination elle avait montrée, pour obtenir ce titre, qui, en somme, ne lui rapporta rien qu'un affront cruel du Dauphin. Mais il y avait dix ans qu'elle le désirait; elle le voulait, elle avait réussi. M. de Vauvert, qu'elle ne connaissait pas, bien qu'elle connût ses amours, lui plaisait comme une bonne nouvelle.

Immobile, debout derrière elle, le chevalier observait la marquise qui écrivait, d'abord de tout son cœur, avec passion, puis qui réfléchissait, s'arrêtait, et passait sa main sur son petit nez, fin comme l'ambre. Elle s'impatientait : un témoin la gênait. Enfin elle se décida et fit une rature; il fallait avouer que ce n'était plus qu'un brouillon.

En face du chevalier, de l'autre côté de la table, brillait un beau miroir de Venise. Le très timide messager osait à peine lever les yeux. Il lui fut cependant difficile de ne pas voir dans ce miroir, par-

dessus la tête de la marquise, le visage inquiet et
charmant de la nouvelle dame du palais.

— Comme elle est jolie ! pensait-il. C'est malheureux que je sois amoureux d'une autre ; mais Athénaïs est plus belle, et d'ailleurs ce serait, de ma
part, une si affreuse déloyauté !...

— De quoi parlez-vous ? dit la marquise. (Le
chevalier, selon sa coutume, avait pensé tout haut
sans le savoir.) Qu'est-ce que vous dites?

— Moi, madame ? j'attends.

— Voilà qui est fait, répondit la marquise, prenant une autre feuille de papier; mais, au petit mouvement qu'elle venait de faire pour se retourner, le
peignoir avait glissé sur son épaule.

La moe est une chose étrange. Nos grand'mères
trouvaient tout simple d'aller à la cour avec d'immenses robes qui laissaient leur gorge presque découverte, et l'on ne voyait à cela nulle indécence ;
mais elles cachaient soigneusement leur dos, que
les belles dames aujourd'hui montrent au balcon à
l'Opéra. C'est une beauté nouvellement inventée

Sur l'épaule frêle, blanche et mignonne de madame de Pompadour, il y avait un petit signe noir
qui ressemblait à une mouche tombée dans du lait.
Le chevalier, sérieux comme un étourdi qui veut
avoir bonne contenance, regardait ce signe, et la
marquise, tenant sa plume en l'air, regardait le
chevalier dans la glace.

Dans cette glace un coup d'œil rapide fut échangé,
qui voulait dire d'une part: « Vous êtes charmante, »

et de l'autre : « Je n'en suis pas fâchée. »
Toutefois la marquise rajusta son peignoir :

— Vous regardez ma mouche, monsieur ?

— Je ne regarde pas, madame ; je vois, et j'admire.

— Tenez, voilà ma lettre ; portez-la au roi avec votre placet.

— Mais, madame...

— Quoi donc ?

— Sa Majesté est à la chasse ; je viens d'entendre sonner dans le bois de Satory.

— C'est vrai, je n'y songeais plus; eh bien, demain, après demain, peu importe. — Non, tout de suite. Allez, vous donnerez cela à Lebel. Adieu, monsieur. Tâchez de vous souvenir de cette mouche que vous venez de voir, il n'y a dans le royaume que le roi qui l'ait vue ; et quant à votre ami le hasard, dites-lui, je vous prie, qu'il s'accoutume à ne pas jaser tout seul aussi haut que tout à l'heure. Adieu, chevalier.

Elle toucha un petit timbre, puis, relevant sur sa manche un flot de dentelles, tendit au jeune homme son bras nu.

Il s'inclina encore, et du bout des lèvres effleura à peine les ongles roses de la marquise. Elle n'y vit pas une impolitesse, tant s'en faut, mais un peu trop de modestie.

Aussitôt reparurent les petites filles de chambre (les grandes n'étaient pas levées), et derrière elles, debout comme un clocher au milieu d'un troupeau

19

de moutons, l'homme osseux, toujours souriant, indiquait le chemin.

VI

Seul, plongé dans un vieux fauteuil, au fond de sa petite chambre, à l'auberge du Soleil, le chevalier attendit le lendemain, puis le surlendemain, — point de nouvelles.

Singulière femme ! — douce et impérieuse, bonne et méchante, la plus frivole et la plus entêtée ! — Elle m'a oublié. Oh ! misère ! Elle a raison, elle peut tout et je ne suis rien.

Il s'était levé, et se promenait par la chambre :

Rien, non, je ne suis qu'un pauvre diable. Que mon père disait vrai ! La marquise s'est moquée de moi ; c'est tout simple — pendant que je la regardais, c'est sa beauté qui lui a plu. Elle a été bien aise de voir dans ce miroir et dans mes yeux le reflet de ses charmes, qui, ma foi, sont véritablement incomparables ! Oui, ses yeux sont petits, mais quelle grâce ! Et Latour, avant Diderot, a pris pour faire son portrait la poussière de l'aile d'un papillon. Elle n'est pas bien grande, mais sa taille est bien prise. — Ah ! mademoiselle d'Annebault ! Ah ! mon amie chérie, est-ce que, moi aussi, j'oublierais !

Deux ou trois petits coups secs frappés sur la porte le réveillèrent de son chagrin :

— Qu'est-ce ?

L'homme osseux, tout de noir vêtu, avec une belle paire de bas de soie, qui simulaient des mollets absents, entra, et fit un grand salut :

— Il y a ce soir, monsieur le chevalier, bal masqué à la cour, et madame la marquise m'envoie vous dire que vous êtes invité.

— Cela suffit, monsieur, grand merci.

Dès que l'homme osseux se fut retiré, le chevalier courut à la sonnette : la même servante qui, trois jours auparavant, l'avait accommodé de son mieux, l'aida à mettre le même habit pailleté, tâchant de l'accommoder mieux encore.

Après quoi le jeune homme s'achemina vers le palais, invité cette fois, et plus tranquille en apparence, mais plus inquiet et moins hardi que lorsqu'il avait fait le premier pas dans ce monde encore inconnu de lui.

VI

Étourdi, presque autant que la première fois, par toutes les splendeurs de Versailles, qui, ce soir-là, n'était pas désert, le chevalier marchait dans la grande galerie, regardant de tous les côtés, tâchant de savoir pourquoi il était là ; mais personne ne semblait songer à l'aborder. Au bout d'une heure, il s'ennuyait et allait partir, lorsque deux masques, exactement pareils, assis sur une banquette, l'arrê- tèrent au passage. L'un des deux le visa du doigt, comme s'il eût tenu un pistolet ; l'autre se leva et vint à lui :

— Il paraît, monsieur, lui dit le masque, en lui prenant le bras nonchalamment, que vous êtes as- sez bien avec notre marquise.

— Je vous demande pardon, madame, mais de qui parlez-vous ?

— Vous le savez bien.

— Pas le moins du monde.

— Oh ! si fait.

— Point du tout.

— Toute la cour le sait.

— Je ne suis pas de la cour.

— Vous faites l'enfant. Je vous dis qu'on le sait.

— Cela se peut, madame, mais je l'ignore.

— Vous n'ignorez pas, cependant, qu'avant-hier, un page est tombé de cheval à la grille de Trianon. N'étiez-vous pas là, par hasard ?

— Oui, madame.

— Ne l'avez-vous pas aidé à se relever ?

— Oui, madame.

— Et n'êtes-vous pas entré au château ?

— Sans doute.

— Et ne vous a-t-on pas donné un papier?

— Oui, madame.

— Et ne l'avez-vous pas porté au roi?

— Assurément

— Le roi n'était pas à Trianon ; il était à la chasse
la marquise était seule..., n'est-ce pas ?

— Oui, madame.

— Elle venait de se réveiller ; elle était à peine
vêtue, excepté, à ce qu'on dit, d'un grand peignoir.

— Les gens qu'on ne peut pas empêcher de
parler disent ce qui leur passe par la tête.

— Fort bien, mais il paraît qu'il a passé entre sa
tête et la vôtre un regard qui ne l'a pas fâchée.

— Qu'entendez-vous par là, madame ?

— Que vous ne lui avez pas déplu.

— Je n'en sais rien, et je serais au désespoir
qu'une bienveillance si douce et si rare, à laquelle
je ne m'attendais pas, qui m'a touché jusqu'au fond
du cœur, pût devenir la cause d'un mauvais propos.

— Vous prenez feu bien vite, chevalier ; on croi-
rait que vous allez provoquer toute la cour ; vous ne
finirez jamais de tuer tant de monde.

— Mais, madame, si ce page est tombé, et si j'ai
porté son message... Permettez-moi de vous demander pourquoi je suis interrogé.

Le masque lui serra le bras et lui dit : — Monsieur, écoutez.

— Tout ce qui vous plaira, madame.

— Voici à quoi nous pensons, maintenant. Le roi
n'aime plus la marquise, et personne ne croit qu'il
l'ait jamais aimée. Elle vient de commettre une
imprudence ; elle s'est mis à dos tout le parlement,
avec ses deux sous d'impôt, et aujourd'hui, elle ose
attaquer une bien plus grande puissance, la compa-

gnie de Jésus. Elle y succombera ; mais elle a des armes, et, avant de périr, elle se défendra.

— Eh bien, madame, qu'y puis-je faire ?

— Je vais vous le dire. M. de Choiseul est à moitié brouillé avec M. de Bernis ; ils ne sont sûrs, ni l'un ni l'autre de ce qu'ils voudraient essayer. Bernis va s'en aller, Choiseul prendra sa place ; un mot de vous peut en décider.

— En quelle façon, madame, je vous prie ?

— En laissant raconter votre visite de l'autre jour.

— Quel rapport peut-il y avoir entre ma visite, les Jésuites et le parlement ?

— Écrivez-moi un mot ; la marquise est perdue. Et ne doutez pas que le plus vif intérêt, la plus entière reconnaissance...

— Je vous demande encore bien pardon, madame, mais c'est une lâcheté que vous me demandez là.

— Est-ce qu'il y a de la bravoure en politique ?

— Je ne me connais pas à tout cela. Madame de Pompadour a laissé tomber son éventail devant moi ; je l'ai ramassé, je le lui ai rendu ; elle m'a remercié, elle m'a permis, avec cette grâce qu'elle a, de la remercier à mon tour.

— Trêve de façons : le temps se passe ; je me nomme la comtesse d'Estrades. Vous aimez mademoiselle d'Annebault, ma nièce... ne dites pas non, c'est inutile ; vous demandez un emploi de cornette... vous l'aurez demain, et, si Athénaïs vous plaît, vous serez bientôt mon neveu.

— Oh! madame, quel excès de bonté!...

— Mais il faut parler.

— Non, madame.

— On m'avait dit que vous aimiez cette petite fille.

— Autant qu'on peut aimer; mais, si jamais mon amour peut s'avouer devant elle, il faut que mon honneur y soit aussi.

— Vous êtes bien entêté, chevalier! Est-ce là votre dernière réponse?

— C'est la dernière, comme la première.

— Vous refusez d'entrer aux gardes? Vous refusez la main de ma nièce?

— Oui, madame, si c'est à ce prix.

Madame d'Estrades jeta sur le chevalier un regard perçant, plein de curiossité; puis, ne voyant sur son visage aucun signe d'hésitation, elle s'éloigna lentement, et se perdit dans la foule.

Le chevalier, ne pouvant rien comprendre à cette singulière aventure, alla s'asseoir dans un coin de la galerie :

— Que pense faire cette femme? se disait-il; elle doit être un peu folle. Elle veut bouleverser l'État au moyen d'une sotte calomnie, et, pour mériter la main de sa nièce, elle me propose de me déshonorer! Mais Athénaïs ne voudrait plus de moi, ou, si elle se prêtait à une pareille intrigue, ce serait moi qui la refuserais! Quoi! tâcher de nuire à cette bonne marquise, la diffamer, la noircir... jamais! non, jamais!...

Toujours fidèle à ses distractions, le chevalier. très probablement, allait se lever et parler tout haut, lorsqu'un petit doigt, couleur de rose, lui toucha légèrement l'épaule. Il leva les yeux, et vit devant lui les deux masques pareils qui l'avaient arrêté.

— Vous ne voulez donc pas nous aider un peu ? dit l'un des masques, déguisant sa voix. Mais, bien que les deux costumes fussent tout à fait sembla- bles, et que tout parût calculé pour donner le change, le chevalier ne s'y trompa point. Le regard ni l'accent n'étaient plus les mêmes.

— Répondrez-vous, monsieur ?

— Non, madame.

— Écrirez-vous ?

— Pas davantage.

— C'est vrai que vous êtes obstiné. Bonsoir, lieu- tenant.

— Que dites-vous, madame ?

— Voilà votre brevet, et votre contrat de mariage. Et elle lui jeta son éventail.

C'était celui que le chevalier avait déjà ramassé deux fois. Les petis amours de Boucher se jouaient sur le parchemin, au millieu de la nacre dorée. Il n'y avait pas à en douter, c'était l'éventail de ma- dame de Pompadour.

— O ciel ! marquise, est-il possible ?...

— Très possible, dit-elle en soulevant, sur son menton, sa petite dentelle noire.

— Je sais, madame, comment répondre...

— Il n'est pas nécessaire. Vous êtes un galant

homme, et nous nous reverrons, car vous êtes chez nous. Le roi vous a placé dans la cornette blanche. Souvenez-vous que, pour un solliciteur, il n'y a pas de plus grande éloquence que de savoir se taire à propos...

— Et pardonnez-nous, ajouta-t-elle, en riant et en s'enfuyant, si, avant de vous donner notre nièce, nous avons pris des renseignements [1].

Madame d'Estrades, peu de temps après, fut disgraciée avec M. d'Argenson, pour avoir conspiré, sérieusement cette fois contre madame de Pompadour.

FIN DE LA MOUCHE.

HISTOIRE D'UN MERLE BLANC

I

Qu'il est glorieux, mais qu'il est pénible d'être
en ce monde un merle exceptionnel! Je ne suis
point un oiseau fabuleux, et monsieur de Buffon
m'a décrit. Mais, hélas! je suis extrêmement rare,
et très difficile à trouver. Plût au ciel que je fusse
tout à fait impossible!

Mon père et ma mère étaient deux bonnes gens
qui vivaient depuis nombre d'années, au fond d'un
vieux jardin retiré du Marais. C'était un ménage
exemplaire. Pendant que ma mère, assise dans un
buisson fourré, pondait régulièrement trois fois par
an, et couvait, tout en sommeillant, avec une religion patriarcale, mon père, encore fort propre et
fort pétulant, malgré son grand âge, picorait autour

d'elle toute la journée, lui apportant de beaux in-
sectes qu'il saisissait délicatement par le bout de la
queue pour ne pas dégoûter sa femme, et, la nuit
venue, il ne manquait jamais, quand il faisait beau,
de la régaler d'une chanson qui réjouissait tout le
voisinage. Jamais une querelle, jamais le moindre
nuage n'avait troublé cette douce union.

A peine fus-je venu au monde, que, pour la pre-
miére fois de sa vie, mon père commença à montrer
de la mauvaise humeur. Bien que je ne fusse encore
que d'un gris douteux, il ne reconnaissait en moi ni
la couleur, ni la tournure de sa nombreuse posté-
rité.

— Voilà un sale enfant, disait-il quelquefois en
me regardant de travers ; il faut que ce gamin-là
aille apparemment se fourrer dans tous les plâtras
et tous les tas de boue qu'il rencontre, pour être
toujours si laid et si crotté.

— Eh ! mon Dieu, mon ami, répondait ma mère,
toujours roulée en boule dans une vieille écuelle
dont elle avait fait son nid, ne voyez-vous pas que
c'est de son âge ? Et vous-même, dans votre jeune
temps, n'avez-vous pas été un charmant vaurien ?
Laissez grandir notre merlichon, et vous verrez
comme il sera beau ; il est des mieux que j'aie
pondus.

Tout en prenant ainsi ma défense, ma mère ne
s'y trompait pas ; elle voyait pousser mon fatal plumage, qui lui semblait une monstruosité ; mais
elle faisait comme toutes les mères, qui s'attachent

souvent à leurs enfants, par cela même qu'ils sont
maltraités de la nature, comme si la faute en était
à elle, ou comme si elles repoussaient d'avance
l'injustice du sort qui doit les frapper.

Quand vint le temps de ma première mue, mon
père devint tout à fait pensif et me considéra attentivement. Tant que mes plumes tombèrent, il me
traita encore avec assez de bonté et me donna
même la pâtée, me voyant grelotter presque nu
dans un coin ; mais dès que mes pauvres ailerons
transis commencèrent à se recouvrir de duvet, à
chaque plume blanche qu'il vit paraître, il entra
dans une telle colère, que je craignis qu'il ne me
plumât pour le reste de mes jours. Hélas ! je n'avais
pas de miroir ; j'ignorais le sujet de cette fureur,
et je me demandais pourquoi le meilleur des pères
se montrait pour moi si barbare.

Un jour qu'un rayon de soleil et ma fourrure nais-
sante m'avaient mis, malgré moi, le cœur en joie,
comme je voltigeais dans une allée, je me mis, pour
mon malheur, à chanter. A la première note qu'il
entendit, mon père sauta en l'air comme une fusée.

— Qu'est-ce que j'entends là ? s'écria-t-il ; est-ce
ainsi qu'un merle siffle ? est-ce ainsi que je siffle ?
est-ce là siffler ?

Et, s'abattant près de ma mère avec la contenance la plus terrible :

— Malheureuse ! dit-il, qui est-ce qui a pondu
dans ton nid ?

A ces mots, ma mère indignée s'élança de son

écuelle, non sans se faire du mal à une patte ; elle
voulut parler, mais ses sanglots la suffoquaient ;
elle tomba à terre à demi pâmée. Je la vis près d'ex-
pirer ; épouvanté et tremblant de peur, je me jetai
aux genoux de mon père.

— O mon père ! lui dis-je, si je siffle de travers,
et si je suis mal vêtu, que ma mère n'en soit point
punie ! Est-ce sa faute si la nature m'a refusé une
voix comme la vôtre ! Est-ce sa faute si je n'ai pas
votre beau bec jaune et votre bel habit noir à la
française, qui vous donnent l'air d'un marguillier
en train d'avaler une omelette ? Si le ciel a fait de
moi un monstre, et si quelqu'un doit en porter la
peine, que je sois du moins le seul malheureux !

— Il ne s'agit pas de cela, dit mon père ; que
signifie la manière absurde dont tu viens de te permettre de siffler ? qui t'a appris à siffler ainsi contre
tous les usages et toutes les règles ?

— Hélas ! monsieur, répondis-je humblement,
j'ai sifflé comme je pouvais, me sentant gai parce
qu'il fait beau, et ayant peut-être mangé trop de
mouches.

— On ne siffle pas ainsi dans ma famille, reprit
mon père hors de lui. Il y a des siècles que nous
sifflons de père en fils, et, lorsque je fais entendre
ma voix la nuit, apprends qu'il y a ici au premier
étage, un vieux monsieur, et au grenier une jeune
grisette, qui ouvrent leurs fenêtres pour m'entendre. N'est-ce pas assez que j'aie devant les yeux
l'affreuse couleur de tes sottes plumes qui te don-

nent l'air enfariné, comme un paillasse de la foire.
Si je n'étais le plus pacifique des merles, je t'aurais déjà cent fois mis à nu, ni plus ni moins qu'un
poulet de basse-cour prêt à être embroché.

— Et bien ! m'écriai-je, révolté de l'injustice de
mon père, s'il en est ainsi, monsieur, qu'à cela ne
tienne ! je me déroberai à votre présence, je déli-
vrerai vos regards de cette malheureuse queue
blanche par laquelle vous me tirez toute la journée.
Je partirai, monsieur, je fuirai ; assez d'autres enfants consoleront votre vieillesse, puisque ma mère
pond trois fois par an ; j'irai loin de vous cacher ma
misère, et peut-être, ajoutai-je en sanglotant, peut-
être trouverai-je, dans le potager du voisin ou sur
les gouttières, quelques vers de terre ou quelques
araignées pour soutenir ma triste existence.

— Comme tu voudras, répliqua mon père, loin
de s'attendrir à ce discours ; que je ne te voie plus !
Tu n'es pas mon fils ; tu n'es pas un merle.

— Et que suis-je donc, monsieur, s'il vous plaît ?

— Je n'en sais rien, mais tu n'es pas un merle.

Après ces paroles foudroyantes, mon père s'éloigna à pas lents. Ma mère se releva tristement, et
alla, en boitant, achever de pleurer dans son écuelle.
Pour moi, confus et désolé, je pris mon vol du
mieux que je pus, et j'allai, comme je l'avais annoncé, me percher sur la gouttière d'une maison
voisine.

ii

Mon père eut l'inhumanité de me laisser pendant plusieurs jours dans cette situation mortifiante. Malgré sa violence, il avait bon cœur, et, aux regards détournés qu'il me lançait, je voyais bien qu'il aurait voulu me pardonner et me rappeler; ma mère, surtout, levait sans cesse vers moi des yeux pleins de tendresse, et se risquait même parfois à m'appeler d'un petit cri plaintif; mais mon horrible plumage blanc leur inspirait, malgré eux, une répugnance et un effroi auxquels je vis bien qu'il n'y avait point de remède.

« Je ne suis point un merle? » me répétais-je; et, en effet, en m'épluchant le matin et en me mirant dans l'eau de la gouttière, je ne reconnaissais que trop clairement combien je ressemblais peu à ma famille. « O ciel! répétai-je encore, apprends-moi donc ce que je suis! »

Une certaine nuit qu'il pleuvait à verse, j'allais m'endormir exténué de faim et de chagrin, lorsque je vis se poser près de moi un oiseau plus mouillé, plus pâle et plus maigre que je ne le croyais possible. Il était à peu près de ma couleur, autant que j'en pus juger à travers la pluie qui nous inondait, à peine avait-il sur le corps assez de plumes pour habiller un moineau, et il était plus gros que moi.

Il me sembla, au premier abord, un oiseau tout à fait pauvre et nécessiteux ; mais il gardait, en dépit de l'orage qui maltraitait son front presque tondu, un air de fierté qui me charma. Je lui fis modestement une grande révérence, à laquelle il répondit par un coup de bec qui faillit me jeter à bas de la gouttière. Voyant que je me grattais l'oreille et que je me retirais avec componction sans essayer de lui répondre en sa langue :

— Qui es-tu ? me demanda-t-il d'une voix aussi enrouée que son crâne était chauve.

— Hélas ! monseigneur, répondis-je (craignant une seconde estocade), je n'en sais rien. Je croyais être un merle, mais l'on m'a convaincu que je n'en suis pas un.

La singularité de ma réponse et mon air de sincérité l'intéressèrent. Il s'approcha de moi et me fit conter mon histoire, ce dont je m'acquittai avec toute la tristesse et toute l'humilité qui convenaient à ma position et au temps affreux qu'il faisait.

— Si tu étais un ramier comme moi, me dit-il après m'avoir écouté, les niaiseries dont tu t'affliges ne t'inquiéteraient pas un moment. Nous voyageons, c'est là notre vie, et nous avons bien nos amours, mais je sais qui est mon père. Fendre l'air, traverser l'espace, voir à nos pieds les monts et les plaines, respirer l'azur même des cieux, et non les exhalaisons de la terre, courir comme la flèche à un but marqué qui ne nous échappe jamais, voilà notre plaisir et notre existence. Je fais plus de chemin

20.

en un jour qu'un homme n'en peut faire en dix.

— Sur ma parole, monsieur, dis-je un peu enhardi, vous êtes un oiseau bohémien.

— C'est encore une chose dont je ne me soucie guère, reprit-il. Je n'ai point de pays ; je ne connais que trois choses : les voyages, ma femme et mes petits. Où est ma femme, là est ma patrie.

— Mais qu'avez-vous là qui vous pend au cou ? C'est comme une vieille papillote chiffonnée.

— Ce sont des papiers d'importance, répondit-il en se rengorgeant ; je vais à Bruxelles de ce pas, et je porte au célèbre banquier*** une nouvelle qui va faire baisser la rente d'un franc soixante-dix-huit centimes.

— Juste Dieu ! m'écriai-je, c'est une belle existence que la vôtre, et Bruxelles, j'en suis sûr, doit être une ville bien curieuse à voir. Ne pourriez-vous pas m'emmener avec vous ? Puisque je ne suis pas un merle, je suis peut-être un pigeon ramier.

— Si tu en étais un, répliqua-t-il, tu m'aurais rendu le coup de bec que je t'ai donné tout à l'heure.

— Et bien ! monsieur, je vous le rendrai ; ne nous brouillons pas pour si peu de chose. Voilà le matin qui paraît et l'orage qui s'apaise. De grâce laissez-moi vous suivre ! Je suis perdu, je n'ai plus rien au monde — si vous me refusez, il ne me reste plus qu'à me noyer dans cette gouttière.

— Eh bien, en route ! suis-moi, si tu peux.

Je jetai un dernier regard sur le jardin où dor-

mait ma mère. Une larme coula de mes yeux ; le
vent et la pluie l'emportèrent. J'ouvris mes ailes, et
je partis.

III

Mes ailes, je l'ai dit, n'étaient pas encore bien
robustes. Tandis que mon conducteur allait comme
le vent, je m'essoufflais à ses côtés ; je tins bon pendant quelque temps, mais bientôt il me prit un
éblouissement si violent, que je me sentis près de
défaillir.

— Y en a-t-il encore pour longtemps ? deman-
dai-je d'une voix faible.

— Non, me répondit-il, nous sommes au Bourget;
nous n'avons plus que soixante lieues à faire.

J'essayai de reprendre courage, ne voulant pas
avoir l'air d'une poule mouillée, et je volai encore
un quart d'heure, mais, pour le coup, j'étais rendu.

— Monsieur, bégayai-je de nouveau, ne pourrait-
on pas s'arrêter un instant ? J'ai une soif horrible
qui me tourmente, et, en nous perchant sur un
arbre...

— Va-t'en au diable ! tu n'es qu'un merle ! me
répondit le ramier en colère.

Et, sans daigner tourner le tête, il continua son
voyage enragé. Quant à moi, abasourdi et n'y voyant
plus, je tombai dans un champ de blé.

J'ignore combien de temps dura mon évanouis-
sement. Lorsque je repris connaissance, ce qui me
revint d'abord en mémoire fut la dernière parole du
ramier : « Tu n'es qu'un merle, m'avait-il dit. » — O
mes chers parents, pensai-je, vous vous êtes donc
trompés ! Je vais retourner près de vous ; vous me
reconnaîtrez pour votre vrai et légitime enfant, et
vous me rendrez ma place dans ce bon petit tas de
feuilles qui est sous l'écuelle de ma mère.

Je fis un effort pour me lever ; mais la fatigue du
voyage et la douleur que je ressentais de ma chute
me paralysaient tous les membres. A peine me fus-
je dressé sur mes pattes, que la défaillance me
reprit, et je retombai sur le flanc.

L'affreuse pensée de la mort se présentait déjà à
mon esprit, lorsque, à travers les bluets et les coquelicots, je vis venir à moi, sur la pointe du pied, deux
charmantes personnes. L'une était une petite pie
fort bien mouchetée et extrêmement coquette, et
l'autre une tourterelle couleur de rose. La tourterelle s'arrêta à quelques pas de distance, avec un
grand air de pudeur et de compassion pour mon
infortune ; mais la pie s'approcha en sautillant de la
manière la plus agréable du monde.

—Eh ! bon Dieu ! pauvre enfant, que faites-vous là ?
me demanda-t-elle d'une voix folâtre et argentine.

— Hélas ! madame la marquise, répondis-je (car
c'en devait être une pour le moins), je suis un
pauvre diable de voyageur que son postillon a laissé
en route, et je suis en train de mourir de faim.

— Sainte Vierge ! que me dites-vous ? répondit-
elle.

Et aussitôt elle se mit à voltiger çà et là sur les
buissons qui nous entouraient, allant et venant de
côté et d'autre, m'apportant quantité de baies et de
fruits, dont elle fit un petit tas près de moi, tout en
continant ses questions.

— Mais qui êtes-vous ? mais d'où venez-vous ?
C'est une chose incroyable que votre aventure ! Et
où alliez-vous ? Voyager seul, si jeune, car vous sortez de votre première mue ! Que font vos parents ?
d'où sont-ils ? comment vous laissent-ils aller dans
cet état-là ? Mais c'est à faire dresser les plumes sur
la tête !

Pendant qu'elle parlait, je m'étais soulevé un peu
de côté, et je mangeais de grand appétit. La tourterelle restait immobile, me regardant toujours d'un
œil de pitié. Cependant elle remarqua que je retour-
nais la tête d'un air languissant, et elle comprit que
j'avais soif. De la pluie tombée dans la nuit une
goutte restait sur un brin de mouron ; elle recueillit
timidement cette goutte dans son bec, et me l'apporta toute fraîche. Certainement, si je n'eusse pas
été si malade, une personne si réservée ne se serait
jamais permis une pareille démarche.

Je ne savais pas encore ce que c'est que l'amour,
mais mon cœur battait violemment. Partagé entre
deux émotions diverses, j'étais pénétré d'un charme
inexplicable. Ma pannetière était si gaie, mon échan-
son si expansif et si doux, que j'aurais voulu déjeu-

ner ainsi pendant toute l'éternité. Malheureusement,
tout a un terme, même l'appétit d'un convalescent.
Le repas fini et mes forces venues, je satisfis la curiosité de la petite pie, et lui racontai mes malheurs
avec autant de sincérité que je l'avais fait la veille
devant le pigeon. La pie m'écouta avec plus d'attention qu'il ne semblait devoir lui appartenir, et la
tourterelle me donna des marques charmantes de sa
profonde sensibilité. Mais, lorsque j'en fus à toucher
le point capital qui causait ma peine, c'est-à-dire
l'ignorance où j'étais de moi-même :

— Plaisantez-vous? s'écria la pie; vous, un merle!
vous, un pigeon! Fi donc! vous êtes une pie, mon
cher enfant, pie s'il en fut, et très gentille pie, ajouta-
t-elle en me donnant un petit coup d'aile, comme
qui dirait un coup d'éventail.

— Mais, madame la marquise, répondis-je, il me
semble que, pour une pie, je suis d'une couleur, ne
vous en déplaise...

— Une pie russe, mon cher, vous êtes une pie
russe! Vous ne savez pas qu'elles sont blanches?
Pauvre garçon, quelle innocence!

— Mais, madame repris-je, comment serais-je
une pie russe, étant né au fond du Marais, dans
une vieille écuelle cassée?

— Ah! le bon enfant! Vous êtes de l'invasion, mon
cher; croyez-vous qu'il n'y ait que vous? Fiez-vous
à moi, et laissez-vous faire; je veux vous emmener
tout à l'heure et vous montrer les plus belles choses
de la terre.

— Où cela, madame, s'il vous plaît ?

— Dans mon palais vert, mon mignon ; vous ver
rez qu'elle vie on y mène. Vous n'aurez pas plus tôt
été pie un quart d'heure, que vous ne voudrez plus
entendre parler d'autre chose. Nous sommes là une
centaine, non pas de ces grosses pies de village qui
demandent l'aumône sur les grands chemins, mais
toutes nobles et de bonne compagnie, effilées, lestes,
et pas plus grosses que le poing. Pas une de nous n'a
ni plus ni moins de sept marques noires et de cinq
marques blanches ; c'est une chose invariable, et
nous méprisons le reste du monde. Les marques
noires vous manquent, il est vrai, mais votre qualité
de Russe suffira pour vous faire admettre. Notre vie
se compose de deux choses: caqueter et nous attifer.
Depuis le matin jusqu'à midi, nous nous attifons, et,
depuis midi jusqu'au soir, nous caquetons. Chacune
de nous perche sur un arbre, le plus haut et le plus
vieux possible. Au milieu de la forêt s'élève un chêne
immense, inhabité, hélas! C'était la demeure du feu
roi Pie X, où nous allons en pèlerinage en poussant
de bien gros soupirs ; mais, à part ce léger chagrin,
nous passons le temps à merveille. Nos femmes ne
sont pas plus bégueules que nos maris ne sont jaloux,
mais nos plaisirs sont purs et honnêtes, parce que
notre cœur est aussi noble que notre langage est libre
et joyeux. Notre fierté n'a pas de bornes, et, si un
geai ou toute autre canaille vient par hasard à s'introduire chez nous, nous le plumons impitoyablement. Mais nous n'en sommes pas moins les meilleu-

res gens du monde, et les passereaux, les mésanges, les chardonnerets, qui vivent dans nos taillis, nous trouvent toujours prêtes à les aider, à les nourrir et à les défendre. Nulle part il n'y a plus de caquetage que chez nous, et nulle part moins de médisance. Nous ne manquons pas de vieilles pies dévotes qui disent leurs patenôtres toute la journée, mais la plus éventée de nos jeunes commères peut passer, sans crainte d'un coup de bec, près de la plus sévère douairière. En un mot, nous vivons de plaisir, d'honneur, de bavardage, de gloire et de chiffons.

— Voilà qui est fort beau, madame, répliquai-je, et je serais certainement mal appris de ne point obéir aux ordres d'une personne comme vous. Mais avant d'avoir l'honneur de vous suivre, permettez-moi, de grâce, de dire un mot à cette bonne demoiselle qui est ici. — Mademoiselle, continuai-je en m'adressant à la tourterelle, parlez-moi franchement, je vous en supplie ; pensez-vous que je sois véritablement une pie russe ?

A cette question, la tourterelle baissa la tête, et devint rouge pâle, comme les rubans de Lolotte.

— Mais, monsieur, dit-elle, je ne sais si je puis...

— Au nom du ciel, parlez, mademoiselle ! Mon dessein n'a rien qui puisse vous offenser, bien au contraire. Vous me paraissez toutes deux si charmantes, que je fais ici le serment d'offrir mon cœur et ma patte à celle de vous qui en voudra, dès l'instant que je saurai si je suis pie ou autre chose ; car, en vous regardant, ajoutai-je, parlant un peu plus bas à la jeune personne, je me sens je ne sais quoi de tourtereau qui me tourmente singulièrement.

— Mais, en effet, dit la tourterelle en rougissant encore davantage, je ne sais si c'est le reflet du soleil qui tombe sur vous à travers ces coquelicots, mais votre plumage me semble avoir une légère teinte...

Elle n'osa en dire plus long.

— O perplexité! m'écriai-je, comment savoir à quoi m'en tenir? comment donner mon cœur à l'une de vous, lorsqu'il est si cruellement déchiré? O Socrate! quel précepte admirable, mais difficile à suivre, tu nous a donné, quand tu as dit : « Connais-toi toi-même! »

Depuis le jour où une malheureuse chanson avait si fort contrarié mon père, je n'avais pas fait usage de ma voix. En ce moment, il me vint à l'esprit de m'en servir comme d'un moyen pour discerner la vérité. « Parbleu! pensais-je, puisque monsieur mon père m'a mis à la porte dès le premier couplet, c'est bien le moins que le second produise quelque effet sur ces dames! » Ayant donc commencé par m'incliner poliment, comme pour réclamer l'indulgence, à cause de la pluie que j'avais reçue, je me mis d'abord à siffler, puis à gazouiller, puis à faire des roulades, puis enfin à chanter à tue-tête, comme un muletier espagnol en plein vent.

A mesure que je chantais, la petite pie s'éloignait de moi d'un air de surprise qui devint bientôt de la stupéfaction, puis qui passa à un sentiment d'effroi

21

accompagné d'un profond ennui. Elle décrivait des cercles autour de moi, comme un chat autour d'un morceau de lard trop chaud qui vient de le brûler, mais auquel il voudrait pourtant goûter encore. Voyant l'effet de mon épreuve, et voulant la pousser jusqu'au bout, plus la pauvre marquise montrait d'impatience, puis je m'égosillais à chanter. Elle résista pendant vingt-cinq minutes à mes mélodieux efforts ; enfin, n'y pouvant plus tenir, elle s'envola à grand bruit, et regagna son palais de verdure. Quant à la tourterelle, elle s'était, presque dès le commencement, profondément endormie.

— Admirable effet de l'harmonie ! pensai-je. O Marais ! ô écuelle maternelle ! plus que jamais je reviens à vous !

Au moment où je m'élançais pour partir, la tourterelle rouvrit les yeux.

— Adieu, dit-elle, étranger si gentil et si ennuyeux ! Mon nom est Gourouli ; souviens-toi de moi !

— Belle Gourouli, lui répondis-je, vous êtes bonne, douce et charmante ; je voudrais vivre et mourir pour vous. Mais vous êtes couleur de rose ; tant de bonheur n'est pas fait pour moi !

IV

Le triste effet produit par mon chant ne laissait pas que de m'attrister. « Hélas ! musique, hélas !

poésie, me répétais-je en regagnant Paris, qu'il y a peu de cœurs qui vous comprennent ! »

En faisant ces réflexions, je me cognai la tête contre celle d'un oiseau qui volait dans le sens opposé au mien. Le choc fut si rude et si imprévu, que nous tombâmes tous deux sur la cime d'un arbre qui, par bonheur, se trouva là. Après que nous nous fûmes un peu secoués, je regardai le nouveau venu, m'attendant à une querelle. Je vis avec surprise qu'il était blanc. A la vérité, il avait la tête un peu plus grosse que moi, et, sur le front, une espèce de panache qui lui donnait un air héroï-comique. De plus, il portait sa queue fort en l'air, avec une grande magnanimité ; du reste, il ne me parut nullement disposé à la bataille. Nous nous abordâmes fort civilement, et nous nous fîmes de mutuelles excuses, après quoi nous entrâmes en conversation. Je pris la liberté de lui demander son nom et de quel pays il était.

— Je suis étonné, me dit-il, que vous ne me connaissiez pas. Est-ce que vous n'êtes pas des nôtres ?

— En vérité, monsieur, répondis-je, je ne sais pas desquels je suis. Tout le monde me demande et me dit la même chose ; il faut que ce soit une gageure qu'on ait faite.

— Vous voulez rire, répliqua-t-il ; votre plumage vous sied trop bien pour que je méconnaisse un confrère. Vous appartenez infailliblement à cette race illustre et vénérable qu'on nomme en latin *cacuata*, en langue savante *kakatoës*, et en jargon vulgaire catacois.

— Ma foi, monsieur, cela est possible, et ce serait bien de l'honneur pour moi. Mais ne laissez pas de faire comme si je n'en étais pas, et daignez m'apprendre à qui j'ai la gloire de parler.

— Je suis, répondit l'inconnu, le grand poëte Kacatogan. J'ai fait de puissants voyages, monsieur, des traversées arides et de cruelles pérégrinations. Ce n'est pas d'hier que je rime, et ma muse a eu des malheurs. J'ai fredonné sous Louis XVI, monsieur, j'ai braillé pour la République, j'ai noblement chanté l'Empire, j'ai discrètement loué la Restauration, j'ai même fait un effort dans ces derniers temps, et je me suis soumis, non sans peine, aux exigences de ce siècle sans goût. J'ai lancé dans le monde des distiques piquants, des hymnes sublimes, de gracieux dithyrambes, de pieuses élégies, des drames chevelus, des romans crépus, des vaudevilles poudrés et des tragédies chauves. En un mot, je puis me flatter d'avoir ajouté au temple des Muses quelques festons galants, quelques sombres créneaux et quelques ingénieuses arabesques. Que voulez-vous ? je me suis fait vieux. Mais je rime encore vertement, monsieur, et, tel que vous me voyez, je rêvais à un poëme en un chant, qui n'aura pas moins de six pages, quand vous m'avez fait une bosse au front. Du reste, si je puis vous être bon à quelque chose, je suis tout à votre service.

— Vraiment, monsieur, vous le pouvez, répliquai-je, car vous me voyez en ce moment dans un grand embarras poétique. Je n'ose dire que je sois un poète, ni surtout un aussi grand poète que vous, ajoutai-je

en le saluant, mais j'ai reçu de la nature un gosier
qui me démange quand je me sens bien aise ou que
j'ai du chagrin. A vous dire la vérité, j'ignore absolument les règles.

— Je les ai oubliées, dit Kacatogan, ne vous in-
quiétez pas de cela.

— Mais il m'arrive, repris-je, une chose fâcheuse;
c'est que ma voix produit sur ceux qui l'entendent
à peu près le même effet que celle d'un certain Jean
de Nivelle sur... Vous savez ce que je veux dire?

— Je le sais, dit Kacatogan; je connais par moi-
même cet effet bizarre. La cause ne m'en est pas
connue, mais l'effet est incontestable.

— Eh bien! monsieur, vous qui me semblez être
le Nestor de la poésie, sauriez-vous, je vous prie, un
remède à ce pénible inconvénient?

— Non, dit Kacatogan, pour ma part, je n'en ai
jamais pu trouver. Je m'en suis fort tourmenté étant
jeune, à cause qu'on me sifflait toujours; mais, à
l'heure qu'il est, je n'y songe plus. Je crois que cette
répugnance vient de ce que le public en lit d'autres
que nous : cela le distrait.

— Je le pense comme vous; mais vous convien-
drez, monsieur, qu'il est dur, pour une créature
bien intentionnée, de mettre les gens en fuite dès
qu'il lui prend un bon mouvement. Voudriez-vous
me rendre le service de m'écouter, et de me dire
sincèrement votre avis?

—Très volontiers, dit Kacatogan; je suis tout
oreilles.

21.

Je me mis à chanter aussitôt, et j'eus la satisfaction de voir que Kacatogan ne s'enfuyait ni ne s'endormait. Il me regardait fixement, et, de temps en temps, il inclinait la tête d'un air d'approbation, avec une espèce de murmure flatteur. Mais je m'aperçus bientôt qu'il ne m'écoutait pas, et qu'il rêvait à son poème. Profitant d'un moment où je reprenais haleine, il m'interrompit tout à coup.

— Je l'ai pourtant trouvée, cette rime! dit-il en souriant et en branlant la tête; c'est la soixante mille-sept-cent-quatorzième qui sort de cette cervelle-là! Et l'on ose dire que je vieillis! Je vais lire cela aux bons amis, je vais le leur lire, et nous verrons ce qu'on en dira!

Parlant ainsi, il prit son vol et disparut, ne semblant plus se souvenir de m'avoir rencontré.

V

Resté seul et désappointé, je n'avais rien de mieux à faire que de profiter du reste du jour et de voler à tire-d'aile vers Paris. Malheureusement, je ne savais pas ma route. Mon voyage avec le pigeon avait été trop peu agréable pour me laisser un souvenir exact; en sorte que, au lieu d'aller tout droit, je tournai à gauche au Bourget, et, surpris par la nuit, je fus obligé de chercher un gîte dans les bois de Morfontaine.

Tout le monde se couchait lorsque j'arrivai. Les pies et les geais, qui, comme on le sait, sont les plus mauvais coucheurs de la terre, se chamaillaient de tous les côtés. Dans les buissons piaillaient les moineaux, en piétinant les uns sur les autres. Au bord de l'eau marchaient gravement deux hérons, perchés sur leurs longues échasses, dans l'attitude de la méditation, George Dandins du lieu, attendant patiemment leurs femmes. D'énormes corbeaux, à moitié endormis, se posaient lourdement sur la pointe des arbres les plus élevés, et nasillaient leurs prières du soir. Plus bas, les mésanges amoureuses se pourchassaient encore dans les taillis, tandis qu'un pivert ébouriffé poussait son ménage par derrière, pour le faire entrer dans le creux d'un arbre. Des phalanges de friquets arrivaient des champs en dansant en l'air comme des bouffées de fumée, et se précipitant sur un arbrisseau qu'elles couvraient tout entier ; des pinsons, des fauvettes, des rouges-gorges, se groupaient légèrement sur des branches découpées, comme des cristaux sur une girandole. De toute part résonnaient des voix qui disaient bien distinctement : — Allons, ma femme ! — Allons, ma fille ! — Venez, ma belle ! — Par ici, ma mie ! — Me voilà, mon cher ! — Bonsoir, ma maîtresse ! — Adieu, mes amis ! — Dormez bien, mes enfants !

Quelle position pour un célibataire, que de coucher dans une pareille auberge ! J'eus la tentation de me joindre à quelques oiseaux de ma taille, et de leur demander l'hospitalité. — La nuit, pensais-je, t ous les oiseaux sont gris; et d'ailleurs, est-ce faire tort aux gens que de dormir poliment près d'eux?

Je me dirigeai d'abord vers un fossé où se rassemblaient des étourneaux. Ils faisaient leur toillette de nuit avec un soin tout particulier, et je remarquai que la plupart d'entre eux avaient les ailes dorées et les pattes vernies : c'étaient les dandies de la forêt. Ils étaient assez bons enfants, et ne m'honorèrent d'aucune attention. Mais leurs propos étaient si creux, ils se racontaient avec tant de fatuité leurs tracasseries et leurs bonnes fortunes, ils se frottaient si lourdement l'un à l'autre, qu'il me fut impossible d'y tenir.

J'allai ensuite me percher sur une branche où s'alignaient une demi-douzaine d'oiseaux de différentes espèce. Je pris modestement la dernière place à l'extrémité de la branche, espérant qu'on m'y souffrirait. Par malheur, ma voisine était une vieille colombe, aussi sèche qu'une giroutte rouillée. Au moment où je m'approchai d'elle, le peu de plumes qui couvraient ses os était l'objet de sa sollicitude; elle feignait de les éplucher, mais elle eût trop craint d'en arracher une : elle les passait seulement en revue pour voir si elle avait son compte. A peine l'eus-je touchée du bout de l'aile, qu'elle se redressa majestueusement.

— Qu'est-ce que vous faites donc, monsieur? me dit-elle en pinçant le bec avec une pudeur britannique.

Et, m'allongeant un grand coup de coude, elle me jeta à bas avec une vigueur qui eût fait honneur à un portefaix.

Je tombai dans une bruyère où dormait une grosse gelinotte. Ma mère elle-même, dans son écuelle, n'avait pas un tel air de béatitude. Elle était si rebondie, si épanouie, si bien assise sur son triple ventre, qu'on l'eût prise pour un pâté dont on avait mangé la croûte. Je me glissai furtivement près d'elle. — « Elle ne s'éveillera pas, me disais-je, et, en tous cas, une si bonne grosse maman ne peut pas être bien méchante. » Elle ne le fut pas en effet. Elle ouvrit les yeux à demi, et me dit en poussant un léger soupir :

— Tu me gènes, mon petit, va-t'en de là.

Au même instant, je m'entendis appeler : c'étaient des grives qui, du haut d'un sorbier, me faisaient signe de venir à elles. — « Voilà enfin de bonnes âmes, pensai-je. » Elles me firent place en riant comme des folles, et je me fourrai aussi lestement dans leur groupe emplumé qu'un billet doux dans un manchon. Mais je ne tardai pas à juger que ces dames avaient mangé plus de raisin qu'il n'est raisonnable de le faire ; elles se soutenaient à peine sur les branches, et leurs plaisanteries de mauvaise compagnie, leurs éclats de rire et leurs chansons grivoises me forcèrent de m'éloigner.

Je commençais à désespérer, et j'allais m'endormir dans un coin solitaire, lorsqu'un rossignol se mit à chanter. Tout le monde aussitôt fit silence.

Hélas! que sa voix était pure! que sa mélancolie
même paraissait douce! Loin de troubler le sommeil d'autrui, ses accords semblaient le bercer.
Personne ne songeait à le faire taire, personne ne
trouvait mauvais qu'il chantât sa chanson à pareille heure; son père ne le battait pas, ses amis ne
prenaient pas la fuite.

— Il n'y a donc que moi, m'écriai-je, à qui il soit
défendu d'être heureux! Partons, fuyons ce monde
cruel! Mieux vaut chercher ma route dans les ténèbres, au risque d'être avalé par quelque hibou, que
de me laisser déchirer ainsi par le spectacle du
bonheur des autres!

Sur cette pensée, je me remis en chemin et j'errai
longtemps au hasard. Aux premières clartés du
jour, j'aperçus les tours de Notre-Dame. En un clin
d'œil j'y atteignis, et je ne promenai pas longtemps
mes regards avant de reconnaître notre jardin. J'y
volai plus vite que l'éclair... Hélas! il était vide...
J'appelai en vain mes parents : personne ne
me répondit. L'arbre où se tenait mon père, le
buisson maternel, l'écuelle chérie, tout avait dis-
paru. La cognée avait tout détruit; au lieu de l'allée
verte où j'étais né, il ne restait qu'un cent de
fagots.

VI

Je cherchai d'abord mes parents dans tous les jardins d'alentour, mais ce fut peine perdue; ils s'étaient sans doute réfugiés dans quelque quartier éloigné, et je ne pus jamais savoir de leurs nouvelles.

Pénétré d'une tristesse affreuse, j'allai me percher sur la gouttière où la colère de mon père m'avait d'abord exilé. J'y passais les jours et les nuits à déplorer ma triste existence. Je ne dormais plus, je mangeais à peine : j'étais près de mourir de douleur.

Un jour que je me lamentais comme à l'ordinaire :

— Ainsi donc, me disais-je tout haut, je ne suis ni un merle, puisque mon père me plumait; ni un pigeon, puisque je suis tombé en route quand j'ai voulu aller en Belgique; ni une pie russe, puisque la petite marquise s'est bouché les oreilles dès que j'ai ouvert le bec; ni une tourterelle, puisque Gourouli, la bonne Gourouli elle-même, ronflait comme un moine quand je chantais; ni un perroquet, puisque Kacatogan n'a pas daigné m'écouter; ni un oiseau quelconque, enfin, puisque à Morfontaine on m'a laissé coucher tout seul. Et cependant j'ai des plumes sur le corps; voilà des pattes et voilà des ailes. Je ne suis point un monstre, témoin Gourouli, et cette petite marquise elle-même, qui me trouvaient assez à leur gré. Par quel mystère inexplicable ces plumes, ces ailes et ces pattes, ne sauraient-elles former un ensemble auquel on puisse donner un nom ? Ne serais-je pas par hasard..,

J'allais poursuivre mes doléances, lorsque je fus interrompu par deux portières qui se disputaient dans la rue.

— Ah ! parbleu ! dit l'une d'elles à l'autre, si tu en viens jamais à bout, je te fais cadeau d'un merle blanc !

— Dieu juste ! m'écriai-je, voilà mon affaire. O Providence ! je suis fils d'un merle, et je suis blanc : je suis un merle blanc !

Cette découverte, il faut l'avouer, modifia beaucoup mes idées. Au lieu de continuer à me plaindre, je commençai à me rengorger et à marcher fièrement le long de la gouttière, en regardant l'espace d'un air victorieux.

— C'est quelque chose, me dis-je, que d'être un merle blanc : cela ne se trouve point dans le pas d'un âne. J'étais bien bon de m'affliger de ne pas rencontrer mon semblable : c'est le sort du génie, c'est le mien ! Je voulais fuir le monde, je veux l'étonner ! Puisque je suis cet oiseau sans pareil dont le vulgaire nie l'existence, je dois et prétends me comporter comme tel, ni plus ni moins que le Phénix, et mépriser le reste des volatiles. Il faut que j'achète les mémoires d'Alfieri et les poëmes de lord Byron ; cette nourriture substantielle m'inspirera un

noble orgueil; sans compter celui que Dieu m'a
donné. Oui, je veux ajouter, s'il se peut, au prestige
de ma naissance. La nature m'a fait rare, je me ferai
mystérieux. Ce sera une faveur, une gloire de me
voir. — Et, au fait, ajoutai-je plus bas, si je me
montrais tout bonnement pour de l'argent?

— Fi donc! quelle indigne pensée! Je veux faire
un poëme comme Kacatogan, non pas en un chant,
mais en vingt-quatre, comme tous les grands hommes; ce n'est pas assez, il y en aura quarante-huit,
avec des notes et un appendice! Il faut que l'univers
apprenne que j'existe. Je ne manquerai pas, dans
mes vers, de déplorer mon isolement; mais ce sera
de telle sorte, que les plus heureux me porteront
envie. Puisque le ciel m'a refusé une femelle, je dirai
un mal affreux de celles des autres. Je prouverai
que tout est trop vert, hormis les raisins que je
mange. Les rossignols n'ont qu'à se bien tenir; je
démontrerai, comme deux et deux font quatre, que
leurs complaintes font mal au cœur, et que leur
marchandise ne vaut rien. Il faut que j'aille trouver
Charpentier. Je veux me créer tout d'abord une
puissante position littéraire. J'entends avoir autour
de moi une cour composée, non pas seulement de
journalistes, mais d'auteurs véritables et même de
femmes de lettres. J'écrirai un rôle pour Mlle Rachel,
et, si elle refuse de le jouer, je publierai à son de
trompe que son talent est bien inférieur à celui d'une
vieille actrice de province. J'irai à Venise, et je
louerai, sur les bords du grand canal, au milieu de

cette cité féerique, le beau palais Mocenigo, qui coûte quatre livres dix sous par jour; là, je m'inspirerai de tous les souvenirs que l'auteur de *Lara* doit y avoir laissés. Du fond de ma solitude, j'inonderai le monde d'un déluge de rimes croisées, calquées sur la strophe de Spencer, où je soulagerai ma grande âme je ferai soupirer toutes les mésanges, roucouler toutes les tourterelles, fondre en larmes toutes les bécasses, et hurler toutes les vieilles chouettes. Mais, pour ce qui regarde ma personne, je me montrerai inexorable et inaccessible à l'amour. En vain me pressera-t-on, me suppliera-t-on d'avoir pitié des infortunées qu'auront séduites mes chants sublimes; à tout cela, je répondrai : « Foin! » O excès de gloire! mes manuscrits se vendront au poids de l'or, mes livres traverseront les mers; la renommée, la fortune, me suivront partout; seul, je semblerai indifférent aux murmures de la foule qui m'environnera. En un mot, je serai un parfait merle blanc, un véritable écrivain excentrique, fêté, choyé, admiré, envié, mais complétement grognon et insupportable.

VII

Il ne me fallut pas plus de six semaines pour mettre au jour mon premier ouvrage. C'était, comme je me l'étais promis, un poëme en quarante-huit chants.

Il s'y trouvait bien quelques négligences, à cause de la prodigieuse fécondité avec laquelle je l'avais écrit; mais je pensai que le public d'aujourd'hui, accoutumé à la belle littérature qui s'imprime au bas des journaux, ne m'en ferait pas un reproche.

J'eus un succès digne de moi, c'est-à-dire sans pareil. Le sujet de mon ouvrage n'était autre que moi-même : je me conformai en cela à la grande mode de notre temps. Je racontais mes souffrances passées avec une fatuité charmante ; je mettais le lecteur au fait de mille détails domestiques du plus piquant intérêt ; la description de l'écuelle de ma mère ne remplissait pas moins de quatorze chants : j'en avais compté les rainures, les trous, les bosses, les éclats, les échardes, les clous, les taches, les teintes diverses, les reflets ; je montrais le dedans, le dehors, les bords, le fond, les côtés, les plans inclinés, les plans droits ; passant au contenu, j'avais étudié les brins d'herbe, les pailles, les feuilles sèches, les petits morceaux de bois, les graviers, les gouttes d'eau, les débris de mouches, les pattes de hannetons cassées qui s'y trouvaient ; c'était une description ravissante. Mais ne pensez pas que je l'eusse imprimée tout d'une venue ; il y a des lecteurs impertinents qui l'auraient sautée. Je l'avais habilement coupée par morceaux, et entremêlée au récit afin que rien n'en fût perdu ; en sorte que, au moment le plus intéressant et le plus dramatique, arrivaient tout à coup quinze pages d'écuelle. Voilà, je crois, un des grands secrets de l'art, et, comme je n'ai point d'avarice, en profitera qui voudra.

L'Europe entière fut émue à l'apparition de mon livre; elle dévora les révélations intimes que je daignais lui communiquer. Comment en eût-il été autrement? Non-seulement j'énumérais tous les faits qui se rattachaient à ma personne, mais je donnais encore au public un tableau complet de toutes, les rêvasseries qui m'avaient passé par la tête depuis l'âge de deux mois; j'avais même intercalé, au plus bel endroit, une ode composée dans mon œuf. Bien entendu d'ailleurs que je ne négligeais pas de traiter en passant le grand sujet qui préoccupe maintenant tant de monde; à savoir, l'avenir de l'humanité. Ce problème m'avait paru intéressant; j'en ébauchai, dans un moment de loisir, une solution qui passa généralement pour satisfaisante.

On m'envoyait tous les jours des compliments en vers, des lettres de félicitation et des déclarations d'amour anonymes. Quant aux visites, je suivais rigoureusement le plan que je m'étais tracé; ma porte était fermée à tout le monde. Je ne pus cependant me dispenser de recevoir deux étrangers qui s'étaient annoncés comme étant de mes parents. L'un était un merle du Sénégal, et l'autre un merle de la Chine.

— Ah! monsieur, me dirent-ils, en m'embrassant à m'étouffer, que vous êtes un grand merle! que vous avez bien peint, dans votre poëme immortel, la profonde souffrance du génie méconnu! Si nous n'étions pas déjà aussi incompris que possible, nous le deviendrions après vous avoir lu. Combien nous sympathisons avec vos douleurs, avec votre sublime mépris du vulgaire! Nous aussi, monsieur, nous les connaissons par nous-mêmes, les peines secrètes que vous avez chantées! Voici deux sonnets que nous avons faits, l'un portant l'autre, et que nous vous prions d'agréer.

— Voici en outre, ajouta le Chinois, de la musique que mon épouse a composée sur un passage de votre préface. Elle rend merveilleusement l'intention de l'auteur.

— Messieurs, leur dis-je, autant que j'en puis juger, vous me semblez doués d'un grand cœur et d'un esprit plein de lumières. Mais pardonnez-moi de vous faire une question. D'où vient votre mélancolie?

— Eh! monsieur, répondit l'habitant du Sénégal, regardez comme je suis bâti. Mon plumage, il est vrai, est agréable à voir, et je suis revêtu de cette belle couleur verte qu'on voit briller sur les canards; mais mon bec est trop court et mon pied trop grand; et voyez de quelle queue je suis affublé! La longueur de mon corps n'en fait pas les deux tiers. N'y a-t-il pas là de quoi se donner au diable?

— Et moi, monsieur, dit le Chinois, mon infortune est encore plus pénible. La queue de mon confrère balaye les rues; mais les polissons me montrent au doigt, à cause que je n'en ai point.

— Messieurs, repris-je, je vous plains de toute mon âme; il est toujours fâcheux d'avoir trop ou

22.

trop peu n'importe de quoi. Mais permettez-moi de
vous dire qu'il y a au Jardin des Plantes plusieurs
personnes qui vous ressemblent, et qui demeurent
là depuis longtemps, fort paisiblement empaillées.
De même qu'il ne suffit pas à une femme de lettres d'être dévergondée pour faire un bon livre, ce
n'est pas non plus assez pour un merle d'être mé-
content pour avoir du génie. Je suis seul de mon
espèce, et je m'en afflige ; j'ai peut-être tort, mais
c'est mon droit. Je suis blanc, messieurs ; devenez-
le, et nous verrons ce que vous saurez dire.

VIII

Malgré la résolution que j'avais prise et le calme
que j'affectais, je n'étais pas heureux. Mon isolement pour être glorieux, ne m'en semblait pas
moins pénible, et je ne pouvais songer sans effroi
à la nécessité où je me trouvais de passer ma vie
entière dans le célibat. Le retour du printemps,
en particulier, me causait une gêne mortelle, et
je commençais à tomber de nouveau dans la tristesse, lorsqu'une circonstance imprévue décida
ma vie entière.

Il va sans dire que mes écrits avaient traversé la
Manche, et que les Anglais se les arrachaient. Les
Anglais s'arrachent tout, hormis ce qu'ils compren-

nent. Je reçus un jour, de Londres, une lettre signée d'une jeune merlette :

« J'ai lu votre poëme, me disait-elle, et l'admiration que j'ai éprouvée m'a fait prendre la résolution de vous offrir ma main et ma personne. Dieu nous a créés l'un pour l'autre ! Je suis semblable à vous, je suis une merlette blanche !... »

On suppose aisément ma surprise et ma joie. Une merlette blanche ! me dis-je, est-il bien possible? Je ne suis donc plus seul sur la terre ! Je me hâtai de répondre à la belle inconnue, et je le fis d'une manière qui témoignait assez combien sa proposition m'agréait. Je la pressais de venir à Paris ou de me permettre de voler près d'elle. Elle me répondit qu'elle aimait mieux venir, parce que ses parents l'ennuyaient, qu'elle mettait ordre à ses affaires et que je la verrais bientôt.

Elle vint, en effet, quelques jours après. O bonheur! c'était la plus jolie merlette du monde, et elle était encore plus blanche que moi.

— Ah! mademoiselle, m'écriai-je, ou plutôt madame, car je vous considère dès à présent comme mon épouse légitime, est-il croyable qu'une créature si charmante se trouvât sur la terre sans que la renommée m'apprît son existence? Bénis soient les malheurs que j'ai éprouvés et les coups de bec que m'a donnés mon père, puisque le ciel me réservait une consolation si inespérée! Jusqu'à ce jour, je me croyais condamné à une solitude éternelle, et, à vous parler franchement, c'était un

rude fardeau à porter; mais je me sens, en vous
regardant, toutes les qualités d'un père de famille.
Acceptez ma main sans délai; marions-nous à
l'anglaise, sans cérémonie, et partons ensemble
pour la Suisse.

— Je ne l'entends pas ainsi, me répondit la
jeune merlette; je veux que nos noces soient ma-
gnifiques, et que tout ce qu'il y a en France de
merles un peu bien nés y soient solennellement
rassemblés. Des gens comme nous doivent à leur
propre gloire de ne pas se marier comme des chats
de gouttière. J'ai apporté une provision de *bank-
notes*. Faites vos invitations, allez chez vos marchands, et ne lésinez pas sur les rafraîchissements.

Je me conformai aveuglément aux ordres de la
blanche merlette. Nos noces furent d'un luxe écra-
sant; on y mangea dix mille mouches. Nous re-
çûmes la bénédiction nuptiale d'un révérend père
Cormoran, qui était archevêque *in partibus*. Un
bal superbe termina la journée; enfin rien ne
manqua à mon bonheur.

Plus j'approfondissais le caractère de ma charmante femme, plus mon amour augmentait. Elle
réunissait, dans sa petite personne, tous les agré-
ments de l'âme et du corps. Elle était seulement
un peu bégueule; mais j'attribuai cela à l'influence
du brouillard anglais dans lequel elle avait vécu
jusqu'alors, et je ne doutai pas que le climat de
la France ne dissipât bientôt ce léger nuage.

Une chose qui m'inquiétait plus sérieusement,

c'était une sorte de mystère dont elle s'entourait quelquefois avec une rigueur singulière, s'enfermant à clef avec ses cameristes, et passant ainsi des heures entières pour faire sa toilette, à ce qu'elle prétendait. Les maris n'aiment pas beaucoup ces fantaisies dans leur ménage. Il m'était arrivé vingt fois de frapper à l'appartement de ma femme sans pouvoir obtenir qu'on m'ouvrît la porte. Cela m'impatientait cruellement. Un jour, entre autres, j'insistai avec tant de mauvaise humeur, qu'elle se vit obligée de céder et de m'ouvrir un peu à la hâte, non sans se plaindre fort de mon importunité. Je remarquai, en entrant, une grosse bouteille pleine d'une espèce de colle faite avec de la farine et du blanc d'Espagne. Je demandai à ma femme ce qu'elle faisait de cette drogue; elle me répondit que c'était un opiat pour des engelures qu'elle avait,

Cet opiat me sembla tant soit peu louche; mais quelle défiance pouvait m'inspirer une personne si douce et si sage, qui s'était donnée à moi avec tant d'enthousiasme et une sincérité si parfaite? J'ignorais d'abord que ma bien-aimée fût une femme de plume; elle me l'avoua au bout de quelque temps, et elle alla même jusqu'à me montrer le manuscrit d'un roman où elle avait imité à la fois Walter Scott et Scarron. Je laisse à penser le plaisir que me causa une si aimable surprise. Non-seulement je me voyais possesseur d'une beauté incomparable, mais j'acquérais en-

core la certitude que l'intelligence de ma compagne
était digne en tout point de mon génie. Dès cet
instant nous travaillâmes ensemble. Tandis que je
composais mes poëmes, elle barbouillait des rames
de papier. Je lui récitais mes vers à haute voix, et
cela ne la gênait nullement pour écrire pendant
ce temps-là. Elle pondait ses romans avec une faci-
lité presque égale à la mienne, choisissant toujours
les sujets les plus dramatiques, des parricides, des
rapts, des meurtres, et même jusqu'à des filoute-
ries, ayant toujours soin, en passant, d'attaquer
le gouvernement et de prêcher l'émancipation des
merlettes. En un mot, aucun effort ne coûtait à
son esprit, aucun tour de force à sa pudeur; il ne
lui arrivait jamais de rayer une ligne, ni de faire
un plan avant de se mettre à l'œuvre. C'était le
type de la merlette lettrée.

Un jour qu'elle se livrait au travail avec une
ardeur inaccoutumée, je m'aperçus qu'elle suait
à grosses gouttes, et je fus étonné de voir en
même temps qu'elle avait une grande tache noire
dans le dos.

— Eh! bon Dieu! lui dis-je, qu'est-ce donc?
est-ce que vous êtes malade?

Elle parut d'abord un peu effrayée et même pe-
naude; mais la grande habitude qu'elle avait du
monde l'aida bientôt à reprendre l'empire admirable qu'elle gardait toujours sur elle-même. Elle
me dit que c'était une tache d'encre, et qu'elle y
était fort sujette, dans ses moments d'inspiration.

— Est-ce que ma femme déteint? — me dis-je
tout bas. Cette pensée m'empêcha de dormir. La
bouteille de colle me revint en mémoire. — O ciel!
m'écriai-je, quel soupçon! Cette créature céleste
ne serait-elle qu'une peinture, un léger badigeon?
se serait-elle vernie pour abuser de moi?... Quand
je croyais presser sur mon cœur la sœur de mon
âme, l'être privilégié créé pour moi seul, n'aurais-je
donc épousé que de la farine?

Poursuivi par ce doute horrible, je formai le
dessein de m'en affranchir. Je fis l'achat d'un baromètre, et j'attendis avidement qu'il vînt à faire
un jour de pluie. Je voulais emmener ma femme
à la campagne, choisir un dimanche douteux, et
tenter l'épreuve d'une lessive. Mais nous étions en
plein juillet; il faisait un beau temps effroyable.

L'apparence du bonheur et l'habitude d'écrire
avaient fort excité ma sensibilité. Naïf comme j'étais
il m'arrivait parfois, en travaillant, que le sentiment fût plus fort que l'idée, et de me mettre
à pleurer en attendant la rime. Ma femme aimait
beaucoup ces rares occasions : toute faiblesse
masculine enchante l'orgueil féminin. Une certaine
nuit que je limais une rature, selon le précepte de
Boileau, il advint à mon cœur de s'ouvrir.

— O toi! dis-je à ma chère merlette, toi, la seule
et la plus aimée! toi, sans qui ma vie est un songe,
toi, dont un regard, un sourire métamorphose
pour moi l'univers, vie de mon cœur, sais-tu
combien je t'aime? Pour mettre en vers une idée

banale déjà usée par d'autres poëtes, un peu
d'étude et d'attention me font aisément trouver
des paroles ; mais où en prendrai-je jamais pour
t'exprimer ce que ta beauté m'inspire ? Le souvenir
même de mes peines passées pourrait-il me fournir
un mot pour te parler de mon bonheur présent ?
Avant que tu fusses venue à moi, mon isolement
était celui d'un orphelin exilé ; aujourd'hui, c'est
celui d'un roi. Dans ce faible corps dont j'ai le simulacre jusqu'à ce que la mort en fasse un débris,
dans cette petite cervelle enfiévrée où fermente
une inutile pensée, sais-tu, mon ange, comprends-
tu, ma belle, que rien ne peut être qui ne soit à toi ?
Écoute ce que mon cerveau peut dire, et sens combien mon amour est plus grand ! Oh ! que mon
génie fût une perle, et que tu fusses Cléopâtre !

En radotant ainsi, je pleurais sur ma femme, et
elle déteignait visiblement. A chaque larme qui
tombait de mes yeux, apparaissait une plume,
non pas même noire, mais du plus vieux roux (je
crois qu'elle avait déjà déteint autre part). Après
quelques minutes d'attendrissement, je me trouvai
vis-à-vis d'un oiseau décollé et désenfariné, identi-
quement semblable aux merles les plus plats et les
plus ordinaires.

Que faire ? que dire ? quel parti prendre ? Tout
reproche était inutile. J'aurais bien pu, à la vérité,
considérer le cas comme rédhibitoire, et faire
casser mon mariage ; mais comment oser publier
ma honte ? N'était-ce pas assez de mon malheur ?

Je pris mon courage à deux pattes, je résolus de
quitter le monde, d'abandonner la carrière des lettres, de fuir dans un désert, s'il était possible,
d'éviter à jamais l'aspect d'une créature vivante,
et de chercher, comme Alceste,

..... Un endroit écarté,
Où d'être un merle blanc on eût la liberté!

IX

Je m'envolai là-dessus, toujours pleurant; et le
vent, qui est le hasard des oiseaux, me rapporta sur
une branche de Morfontaine. Pour cette fois, on
était couché. — Quel mariage! me disais-je, quelle
équipée! C'est certainement à bonne intention que
cette pauvre enfant s'est mis du blanc; mais je n'en
suis pas moins à plaindre, ni elle moins rousse.

Le rossignol chantait encore. Seul, au fond de la
nuit, il jouissait à plein cœur du bienfait de Dieu
qui le rend si supérieur aux poètes, et donnait li-
brement sa pensée au silence qui l'entourait. Je ne
pus résister à la tentation d'aller à lui et de lui
parler.

— Que vous êtes heureux! lui dis-je · non-seulement vous chantez tant que vous voulez, et très
bien, et tout le monde écoute; mais vous avez une
femme et des enfants, votre nid, vos amis, un bon

23

oreiller de mousse, la pleine lune et pas de journaux. Rubini et Rossini ne sont rien auprès de vous:
vous valez l'un, et vous devinez l'autre. J'ai chanté
aussi, monsieur, et c'est pitoyable. J'ai rangé des
mots en bataille comme des soldats prussiens, et
'ai coordonné des fadaises pendant que vous étiez
dans les bois. Votre secret peut-il s'apprendre ?

— Oui, me répondit le rossignol, mais ce n'est
pas ce que vous croyez. Ma femme m'ennuie, je ne
l'aime point ; je suis amoureux de la rose : Sadi,
le Persan, en a parlé. Je m'égosille toute la nuit pour
elle, mais elle dort et ne m'entend pas. Son calice
est fermé à l'heure qu'il est : elle y berce un vieux
scarabée — et demain matin, quand je regagnerai
mon lit, épuisé de souffrance et de fatigue, c'est
alors qn'elle s'épanouira, pour qu'une abeille lui
mange le cœur !

MIMI PINSON

PROFIL DE GRISETTE

I

Parmi les étudiants qui suivaient, l'an passé, les cours de l'École de Médecine, se trouvait un jeune homme nommé Eugène Aubert. C'était un garçon de bonne famille, qui avait à peu près dix-neuf ans. Ses parents vivaient en province, et lui faisaient une pension modeste, mais qui lui suffisait. Il menait une vie tranquille, et passait pour avoir un caractère fort doux. Ses camarades l'aimaient ; en toute circonstance, on le trouvait bon et serviable, la main généreuse et le cœur ouvert. Le seul défaut qu'on lui reprochait était un singulier penchant à la rêverie et à la solitude, et une réserve si excessive dans son langage et ses moindres actions, qu'on l'avait surnommé la *Petite Fille*, surnom, du reste, dont il riait lui-même, et auquel ses amis n'attachaient aucune idée qui pût l'offenser, le sachant aussi brave qu'un autre au besoin ; mais il était vrai que sa conduite justifiait un peu ce sobriquet, surtout par la façon dont elle contrastait avec les mœurs de ses compagnons. Tant qu'il n'était question que de travail, il était le premier à l'œuvre ; mais, s'il s'agissait d'une partie de plaisir, d'un dîner au Moulin de Beurre, ou d'une contredanse à la Chaumière, la *Petite Fille* secouait la tête et regagnait sa chambrette garnie. Chose presque monstrueuse parmi les étudiants : non-seulement Eugène n'avait pas de maîtresse, quoique son âge et sa figure eussent pu lui valoir des succès, mais on ne l'avait jamais vu faire le galant au comptoir d'une grisette, usage immémorial au quartier Latin. Les beautés qui peuplent la montagne Sainte-Geneviève et se partagent les amours des écoles, lui inspiraient une sorte de répugnance qui allait jusqu'à l'aversion. Il les regardait comme une espèce à part, dangereuse, ingrate et dépravée, née pour laisser partout le mal et le malheur en échange de quelques plaisirs. « Gardez-vous de ces femmes-là, disait-il : ce sont des poupées de fer rouge. » Et il ne trouvait malheureusement que trop d'exemples pour justifier la haine qu'elles lui inspiraient. Les querelles, les désordres, quelquefois même la ruine qu'entraînent ces liaisons passagères, dont les dehors ressemblent au bonheur, n'étaient que trop faciles à citer, l'année dernière comme aujourd'hui, et probablement comme l'année prochaine.

Il va sans dire que les amis d'Eugène le raillaient continuellement sur sa morale et ses scrupules : — Que prétends-tu ? lui demandait souvent un de ses camarades, nommé Marcel, qui faisait profession d'être un bon vivant; — que prouve une faute, ou un accident arrivé une fois par hasard ?

— Qu'il faut s'abstenir, répondit Eugène, de peur que cela n'arrive une seconde fois.

— Faux raisonnement, répliquait Marcel, argument de capucin de carte, qui tombe si le compagnon trébuche. De quoi vas-tu t'inquiéter ? Tel d'entre nous a perdu au jeu ; est-ce une raison pour se faire moine ? L'un n'a plus le sou, l'autre boit de l'eau fraîche ; est-ce qu'Élise en perd l'appétit ? A qui la faute si le voisin porte sa montre au mont-de-piété pour aller se casser un bras à Montmorency ? la voisine n'en est pas manchote. Tu te bats pour Rosalie, on te donne un coup d'épée; elle te tourne le dos, c'est tout simple : en a-t-elle moins fine taille ? Ce sont de ces petits inconvénients dont l'existence est parsemée, et ils sont plus rares que tu ne penses. Regarde un dimanche, quand il fait beau temps, que de bonnes paires d'amis dans les cafés, les promenades et les guinguettes ! Considère-moi ces gros omnibus bien rebondis, bien bourrés de grisettes, qui vont au Ranelagh ou à Belleville. Compte ce qui sort, un jour de fête seulement, du quartier Saint-Jacques : les bataillons de modistes, les armées de lingères, les nuées de marchandes de tabac; tout cela s'amuse, tout cela a ses amours, tout cela va

23.

s'abattre autour de Paris, sous les tonnelles des campagnes, comme des volées de friquets. S'il pleut, cela va au mélodrame manger des oranges et pleurer ; car cela mange beaucoup, c'est vrai, et pleure aussi très volontiers : c'est ce qui prouve un bon caractère. Mais quel mal font ces pauvres filles, qui ont cousu, bâti, ourlé, piqué et ravaudé toute la semaine, en prêchant d'exemple, le dimanche, l'oubli des maux et l'amour du prochain? Et que peut faire de mieux un honnête homme. qui, de son côté, vient de passer huit jours à disséquer des choses peu agréables, que de se débarbouiller la vue en regardant un visage frais, une jambe ronde, et la belle nature ?

— Sépulcres blanchis! disait Eugène.

— Je dis et maintiens, continuait Marcel, qu'on peut et doit faire l'éloge des grisettes, et qu'un usage modéré en est bon. Premièrement, elles sont vertueuses, car elles passent la journée à confectionner les vêtements les plus indispensables à la pudeur et à la modestie; en second lieu, elles sont honnêtes, car il n'y a pas de maîtresse lingère ou autre qui ne recommande à ses filles de boutique de parler au monde poliment; troisièmement, elles sont très soigneuses et très propres, attendu qu'elles ont sans cesse entre les mains du linge et des étoffes qu'il ne faut pas qu'elles gâtent, sous peine d'être moins bien payées; quatrièmement, elles sont sincères, parce qu'elles boivent du ratafia ; en cinquième lieu, elles sont économes et frugales, parce qu'elle ont beaucoup de peines à gagner trente sous, et s'il se trouve des occasions où elles se montrent gourmandes et dépensières, ce n'est jamais avec leurs propres deniers; sixièmement, elles sont très gaies, parce que le travail qui les occupe est en général ennuyeux à mourir, et qu'elles frétillent comme le poisson dans l'eau dès que l'ouvrage est terminé. Un autre avantage qu'on rencontre en elles, c'est qu'elles ne sont point gênantes, vu qu'elles passent leur vie clouées sur une chaise dont elles ne peuvent pas bouger, et que par conséquent il leur est impossible de courir après leurs amants comme les dames de bonne compagnie. En outre, elles ne sont pas bavardes, parce qu'elles sont obligées de compter leurs points. Elle ne dépensent pas grand'chose pour leurs chaussures, parce qu'elles marchent peu, ni pour leur toilette, parce qu'il est rare qu'on leur fasse crédit. Si on les accuse d'inconstance, ce n'est pas parce qu'elles lisent de mauvais romans ni par méchanceté naturelle; cela tient au grand nombre de personnes différentes qui passent devant leurs boutiques; d'un autre côté, elles prouvent suffisamment qu'elles sont capables de passions véritables, par la grande quantité d'entre elles qui se jettent journellement dans la Seine ou par la fenêtre, ou qui s'asphyxient dans leurs domiciles. Elles ont, il est vrai, l'inconvénient d'avoir presque toujours faim et soif, précisément à cause de leur grande tempérance; mais il est notoire qu'elles peuvent se contenter, en guise de repas, d'un verre de bière et d'un cigare :

qualité précieuse qu'on rencontre bien rarement
en ménage. Bref, je soutiens qu'elles sont bonnes,
aimables, fidèles et désintéressées, et que c'est
une chose regrettable, lorsqu'elles finissent à l'hôpital.

Lorsque Marcel parlait ainsi, c'était la plupart du
temps au café, quand il s'était un peu échauffé la
tête ; il remplissait alors le verre de son ami, et voulait le faire boire à la santé de mademoiselle Pinson,
ouvrière en linge, qui était leur voisine ; mais Eugène prenait son chapeau, et, tandis que Marcel
continuait à pérorer devant ses camarades, il s'es-
quivait doucement.

II

Mademoiselle Pinson n'était pas précisément ce
qu'on apelle une jolie femme. Il y a beaucoup de
différence entre une jolie femme et une jolie grisette.
Si une jolie femme, reconnue pour telle, et ainsi
nommée en langue parisienne, s'avisait de mettre un
petit bonnet, une robe de guingan et un tablier de
soie, elle serait tenue, il est vrai, de paraître une
jolie grisette. Mais si une grisette s'affuble d'un chapeau, d'un camail de velours et d'une robe de Pal-
myre, elle n'est nullement forcée d'être une jolie
femme ; bien au contraire, il est probable qu'elle
aura l'air d'un porte-manteau, et, en l'ayant, elle

sera dans son droit. La différence consiste donc dans les conditions où vivent ces deux êtres, et principalement dans ce morceau de carton roulé, recouvert d'étoffe et appelé chapeau, que les femmes ont jugé à propos de s'appliquer de chaque côté de la tête, à peu près comme les œillères des chevaux. (Il faut remarquer cependant que les œillères empêchent les chevaux de regarder de côté et d'autre, et que le morceau de carton n'empêche rien du tout.)

Quoi qu'il en soit, un petit bonnet autorise un nez retroussé, qui, à son tour, veut une bouche bien fendue, à laquelle il faut de belles dents, et un visage rond pour cadre. Un visage rond demande des yeux brillants; le mieux est qu'ils soient le plus noir possible, et les sourcils à l'avenant. Les cheveux sont *ad libitum*, attendu que les yeux noirs s'arrangent de tout. Un tel ensemble, comme on le voit, est loin de la beauté proprement dite. C'est ce qu'on appelle une figure chiffonnée, figure classique de grisette, qui serait peut-être laide sous le morceau de carton, mais que le bonnet rend parfois charmante, et plus jolie que la beauté. Ainsi était mademoiselle Pinson.

Marcel s'était mis dans la tête qu'Eugène devait faire la cour à cette demoiselle; pourquoi? je n'en sais rien, si ce n'est qu'il était lui-même l'adorateur de mademoiselle Zélia, amie intime de mademoiselle Pinson. Il lui semblait naturel et commode d'arranger ainsi les choses à son goût, et de faire amicalement l'amour. De pareils calculs ne sont pas rares, et réussissent assez souvent. l'occasion, depuis que

le monde existe, étant, de toutes *lesquelles la*
plus forte. Qui peut dire ce qu'ont fait naître d'événements heureux ou malheureux, d'amours, de querelles, de joies ou de désespoirs, deux portes voisines, un escalier secret, un corridor, un carreau
cassé?

Certains caractères, pourtant, se refusent à ces
jeux du hasard. Ils veulent conquérir leurs jouis-
sances, non les gagner à la loterie, et ne se sentent
pas disposés à aimer parce qu'ils se trouvent en dili-
gence à côté d'une jolie femme. Tel était Eugène, et
Marcel le savait; aussi avait-il formé depuis longtemps un projet assez simple, qu'il croyait merveilleux et surtout infaillible pour vaincre la résistance
de son compagnon.

Il avait résolu de donner un souper, et ne trouva
rien de mieux que de choisir pour prétexte le jour
de sa propre fête. Il fit donc apporter chez lui deux
douzaines de bouteilles de bière, un gros morceau de
veau froid avec de la salade, une énorme galette de
plomb, et une bouteille de vin de Champagne. Il in-
vita d'abord deux étudiants de ses amis, puis il fit
savoir à mademoiselle Zélia qu'il y avait le soir gala
à la maison, et qu'elle eût à amener mademoiselle
Pinson. Elles n'eurent garde d'y manquer. Marcel
passait, à juste titre, pour un des talons rouges du
quartier Latin, de ces gens qu'on ne refuse pas; et
sept heures du soir venaient à peine de sonner, que
les deux grisettes frappaient à la porte de l'étudiant,
mademoiselle Zélia en robe courte, en brodequins

gris et en bonnet à fleurs, mademoiselle Pinson, plus
modeste, vêtue d'une robe noire qui ne la quittait
pas, et qui lui donnait, disait-on, une sorte de petit
air espagnol dont elle se montrait fort jalouse.
Toutes deux ignoraient, on le pense bien, les secrets
desseins de leur hôte.

Marcel n'avait pas fait la maladresse d'inviter Eugène d'avance; il eût été trop sûr d'un refus de sa
part. Ce fut seulement lorsque ces demoiselles eurent pris place à table, et après le premier verre
vidé, qu'il demanda la permission de s'absenter quelques instants pour aller chercher un convive, et
qu'il se dirigea vers la maison qu'habitait Eugène;
il le trouva, comme d'ordinaire, à son travail, seul,
entouré de ses livres. Après quelques propos insignifiants, il commença à lui faire tout doucement ses
reproches accoutumés, qu'il se fatiguait trop, qu'il
avait tort de ne prendre aucune distraction, puis il
lui proposa un tour de promenade. Eugène, un peu
las, en effet, ayant étudié toute la journée, accepta;
les deux jeunes gens sortirent ensemble, et il ne fut
pas difficile à Marcel, après quelques tours d'allée au
Luxembourg, d'obliger son ami à entrer chez lui.

Les deux grisettes, restées seules, et ennuyées
probablement d'attendre, avaient débuté par se
mettre à l'aise; elles avaient ôté leurs châles et leurs
bonnets, et dansaient en chantant une contredanse,
non sans faire, de temps en temps, honneur aux
provisions, par manière d'essai. Les yeux déjà brillants et le visage animé, elles s'arrêtèrent joyeuses

et un peu essoufflées, lorsque Eugène les salua d'un
air à la fois timide et surpris. Attendu ses mœurs
solitaires, il était à peine connu d'elles; aussi l'eu-
rent-elles bientôt dévisagé des pieds à la tête avec
cette curiosité intrépide qui est le privilège de leur
caste; puis elles reprirent leur chanson et leur danse,
comme si de rien n'était. Le nouveau venu, à demi
déconcerté, faisait déjà quelques pas en arrière,
songeant peut-être à la retraite, lorsque Marcel,
ayant fermé la porte à double tour, jeta bruyam-
ment la clef sur la table.

— Personne encore ! s'écria-t-il. Que font donc
nos amis ? Mais n'importe, le sauvage nous appartient. Mesdemoiselles, je vous présente le plus ver-
tueux jeune homme de France et de Navarre, qui
désire depuis longtemps avoir l'honneur de faire
votre connaissance, et qui est, particulièrement,
grand admirateur de mademoiselle Pinson.

La contredanse s'arrêta de nouveau; mademoiselle Pinson fit un léger salut, et reprit son bonnet.

— Eugène! s'écria Marcel, c'est aujourd'hui ma
fête; ces deux dames ont bien voulu venir la célé-
brer avec nous. Je t'ai presque amené de force, c'est
vrai; mais j'espère que tu resteras de bon gré, à
notre commune prière. Il est à présent huit heures
à peu près; nous avons le temps de fumer une pipe
en attendant que l'appétit nous vienne.

Parlant ainsi, il jeta un regard significatif à made-
selle Pinson, qui, le comprenant aussitôt, s'inclina
une seconde fois en souriant, et dit d'une voix douce

à Eugène : — Oui, monsieur, nous vous en prions.

En ce moment les deux étudiants que Marcel avait invités frappèrent à la porte. Eugène vit qu'il n'y avait pas moyen de reculer sans trop de mauvaise grâce, et, se résignant, prit place avec les autres.

III

Le souper fut long et bruyant. Ces messieurs, ayant commencé par remplir la chambre d'un nuage de fumée, buvaient d'autant pour se rafraîchir. Ces dames faisaient les frais de la conversation, et égayaient la compagnie de propos plus ou moins piquants aux dépens de leurs amis et connaissances, et d'aventures plus ou moins croyables, tirées des arrière-boutiques. Si la matière manquait de vraisemblance, du moins n'était-elle pas stérile. Deux clercs d'avoué, à les en croire, avaient gagné vingt mille francs en jouant sur les fonds espagnols, et les avaient mangés en six semaines avec deux marchandes de gants. Le fils d'un des plus riches banquiers de Paris avait proposé à une célèbre lingère une loge à l'Opéra et une maison de campagne qu'elle avait refusée, aimant mieux soigner ses parents et rester fidèle à un commis des Deux-Magots. Certain personnage qu'on ne pouvait nommer, et qui était forcé par son rang à s'envelopper du plus grand mystère, venait incognito rendre visite à une brodeuse du passage du

24

Pont-Neuf, laquelle avait été enlevée tout à coup par ordre supérieur, mise dans une chaise de poste à minuit, avec un portefeuille plein de billets de banque, et envoyée aux États-Unis, etc.

— Suffit, dit Marcel, nous connaissons cela. Zélia improvise, et, quant à mademoiselle Mimi (ainsi s'appelait mademoiselle Pinson en petit comité), ses renseignements sont imparfaits. Vos clercs d'avoué n'ont gagné qu'une entorse en voltigeant sur les ruisseaux; votre banquier a offert une orange, et votre brodeuse est si peu aux États-Unis, qu'elle est visible tous les jours, de midi à quatre heures, à l'hôpital de la Charité, où elle a pris un logement par suite de manque de comestibles.

Eugène était assis auprès de mademoiselle Pinson. Il crut remarquer, à ce dernier mot, prononcé avec une indifférence complète, qu'elle pâlissait. Mais, presque aussitôt, elle se leva, alluma une cigarette, et s'écria d'un air délibéré :

— Silence à votre tour! Je demande la parole. Puisque le sieur Marcel ne croit pas aux fables, je vais raconter une histoire véritable, *et quorum pars magna fui.*

— Vous parlez latin? dit Eugène.

— Comme vous voyez, répondit mademoiselle Pinson; cette sentence me vient de mon oncle, qui a servi sous le grand Napoléon, et qui n'a jamais manqué de la dire avant de réciter une bataille. Si vous ignorez ce que ces mots signifient, vous pouvez l'apprendre sans payer. Cela veut dire : « Je vous en donne

ma parole d'honneur. » Vous saurez donc que, la semaine passée, je m'étais rendue, avec deux de mes
amies, Blanchette et Rougette, au théâtre de l'Odéon.

— Attendez que je coupe la galette, dit Marcel.

— Coupez, mais écoutez, reprit mademoiselle
Pinson. J'étais donc allée avec Blanchette et Rougette à l'Odéon, voir une tragédie. Rougette, comme
vous savez, vient de perdre sa grand'mère; elle a
hérité de quatre cents francs. Nous avions pris une
baignoire; trois étudiants se trouvaient au parterre;
ces jeunes gens nous avisèrent, et, sous prétexte
que nous étions seules, nous invitèrent à souper.

— De but en blanc? demanda Marcel; en vérité,
c'est très galant. Et vous avez refusé ? Je suppose

— Non, monsieur, dit mademoiselle Pinson, nous
acceptâmes, et, à l'entr'acte, sans attendre la fin de
la pièce, nous nous transportâmes chez Viot.

— Avec vos cavaliers?

— Avec nos cavaliers. Le garçon commença, bien
entendu, par nous dire qu'il n'y avait plus rien;
mais une pareille inconvenance n'était pas faite pour
nous arrêter. Nous ordonnâmes qu'on allât par la
ville chercher ce qui pouvait manquer. Rougette
prit la plume, et commanda un festin de noces : des
crevettes, une omelette au sucre, des beignets, des
moules, des œufs à la neige, tout ce qu'il y a dans
le monde des marmites. Nos jeunes inconnus, à
dire vrai, faisaient légèrement la grimace

— Je le crois parbleu bien ! dit Marcel.

— Nous n'en tînmes compte. La chose apportée,

nous commençâmes à faire les jolies femmes. Nous
ne trouvions rien de bon, tout nous dégoûtait. A
peine un plat était-il entamé, que nous le renvoyions
pour en demander un autre. — Garçon, emportez
cela — ce n'est pas tolérable — où avez-vous pris
des horreurs pareilles ? — Nos inconnus désirèrent
manger, mais il ne leur fut pas loisible. Bref, nous
soupâmes comme dînait Sancho, et la colère nous
porta même à briser quelques ustensiles.

— Belle conduite ! et comment payer ?

— Voilà précisément la question que les trois inconnus s'adressèrent. Par l'entretien qu'ils eurent à
voix basse, l'un d'eux nous parut posséder six francs,
l'autre infiniment moins, et le troisième n'avait que
sa montre, qu'il tira généreusement de sa poche.
En cet état, les trois infortunés se présentèrent au
comptoir, dans le but d'obtenir un délai quelconque. Que pensez-vous qu'on leur répondit ?

— Je pense, répliqua Marcel, que l'on vous a gar-
dées en gage, et qu'on les a conduits au violon.

— C'est une erreur, dit mademoiselle Pinson. Avant
de monter dans le cabinet, Rougette avait pris ses mesures, et tout était payé d'avance. Imaginez le coup
de théâtre, à cette réponse de Viot : — Messieurs,
tout est payé ! — Nos inconnus nous regardèrent
comme jamais trois chiens n'ont regardé trois évê-
ques, avec une stupéfaction piteuse mêlée d'un pur
attendrissement. Nous, cependant, sans feindre d'y
prendre garde, nous descendîmes et fîmes venir un
fiacre. — Chère marquise, me dit Rougette, il faut

reconduire ces messieurs chez eux. — Volontiers, chère comtesse, répondis-je. Nos pauvres amoureux ne savaient plus quoi dire. Je vous demande s'ils étaient penauds! ils se défendaient de notre politesse, ils ne voulaient pas qu'on les reconduisît, ils refusaient de dire leur adresse... Je le crois bien! Ils étaient convaincus qu'ils avaient affaire à des femmes du monde, et ils demeuraient rue du Chat-qui-pêche!...

Les deux étudiants, amis de Marcel, qui, jusque-là, n'avaient guère fait que fumer et boire en silence, semblèrent peu satisfaits de cette histoire. Leurs visages se rembrunirent; peut-être en savaient-ils autant que mademoiselle Pinson sur ce malencontreux souper, car ils jetèrent sur elle un regard inquiet, lorsque Marcel lui dit en riant :

— Nommez les masques, mademoiselle Mimi. Puisque c'est de la semaine dernière, il n'y a plus d'inconvénient.

— Jamais, messieurs, dit la grisette. On peut berner un homme, mais lui faire tort dans sa carrière, jamais!

— Vous avez raison, dit Eugène, et vous agissez en cela plus sagement peut-être que vous ne pensez. De tous ces jeunes gens qui peuplent les écoles, il n'y en a presque pas un seul qui n'ait derrière lui quelque faute ou quelque folie, et cependant c'est de là que sortent tous les jours ce qu'il y a en France de plus distingué et de plus respectable : des médecins, des magistrats...

24

—Oui, reprit Marcel, c'est la vérité. Il y a des pairs de France en herbe qui dînent chez Flicoteaux, et qui n'ont pas toujours de quoi payer la carte. Mais, ajouta-t-il en clignant de l'œil, n'avez-vous pas revu vos inconnus?

— Pour qui nous prenez-vous? répondit mademoiselle Pinson d'un air sérieux et presque offensé. Connaissez-vous Blanchette et Rougette? et supposez-vous que moi-même...

— C'est bon, dit Marcel, ne vous fâchez pas. Mais voilà, en somme, une belle équipée. Trois écervelées qui n'avaient peut-être pas de quoi dîner le lendemain, et qui jettent l'argent par les fenêtres pour le plaisir de mystifier trois pauvres diables qui n'en peuvent mais!

— Pourquoi nous invitent-ils à souper? répondit mademoiselle Pinson.

IV

Avec la galette parut, dans sa gloire, l'unique bouteille de vin de Champagne qui devait composer le dessert. Avec le vin on parla chanson. — Je vois, dit Marcel, je vois, comme dit Cervantès, Zélia qui tousse; c'est signe qu'elle veut chanter. Mais, si ces messieurs le trouvent bon, c'est moi qu'on fête, et qui par conséquent prie mademoiselle Mimi, si elle n'est pas enrouée par son anecdote, de nous honorer d'un cou-

plet. Eugène, continua-t-il, sois donc un peu galant,
trinque avec ta voisine, et demande-lui un couplet pour moi.

Eugène rougit et obéit. De même que mademoiselle Pinson n'avait pas dédaigné de le faire pour
l'engager lui-même à rester, il s'inclina, et lui dit
timidement : Oui, mademoiselle, nous vous en
prions.

En même temps il souleva son verre, et toucha
celui de la grisette. De ce léger choc sortit un son
clair et argentin; mademoiselle Pinson saisit cette
note au vol, et d'une voix pure et fraîche la continua longtemps en cadence.

— Allons, dit-elle, j'y consens, puisque mon verre
me donne le *la*. Mais que voulez-vous que je vous
chante? Je ne suis pas bégueule, je vous en préviens, mais je ne sais pas de couplets de corps de
garde. Je ne m'encanaille pas la mémoire!

— Connu, dit Marcel, vous êtes une vertu; allez
votre train, les opinions sont libres.

— Eh bien! reprit mademoiselle Pinson, je vais
vous chanter à la bonne venue des couplets qu'on a
faits sur moi.

— Attention! quel est l'auteur?

— Mes camarades du magasin. C'est de la poésie
faite à l'aiguille; ainsi je réclame l'indulgence.

— Y a-t-il un refrain à votre chanson?

— Certainement; la belle demande!

— En ce cas-là, dit Marcel, prenons nos couteaux, et, au refrain, tapons sur la table, mais tâ-

chons d'aller en mesure. Zélia peut s'abstenir si elle veut.

— Pourquoi cela, malhonnête garçon? demanda Zélia en colère.

— Pour cause, répondit Marcel; mais, si vous désirez être de la partie, tenez, frappez avec un bouchon, cela aura moins d'inconvénients pour nos oreilles et pour vos blanches mains.

Marcel avait rangé en rond les verres et les assiettes, et s'était assis au milieu de la table, son couteau à la main. Les deux étudiants du souper de Rougette, un peu ragaillardis, ôtèrent le fourneau de leurs pipes pour frapper avec le tuyau de bois; Eugène rêvait, Zélia boudait. Mademoiselle Pinson prit une assiette, et fit signe qu'elle voulait la casser, ce à quoi Marcel répondit par un geste d'assentiment, en sorte que la chanteuse ayant pris les morceaux pour s'en faire des castagnettes, commença ainsi les couplets que ses compagnes avaient composés, après s'être excusée d'avance de ce qu'ils pouvaient contenir de trop flatteur pour elle.

Mimi Pinson est une blonde,
Une blonde que l'on connaît.
Elle n'a qu'une robe au monde,
    Landerirette.
    Et qu'un bonnet.
Le Grand Turc en a davantage,
Dieu voulut, de cette façon,
    La rendre sage.

On ne peut pas la mettre en gage,
La robe de Mimi Pinson.

Mimi Pinson porte une rose,
Une rose blanche au côté,
Cette fleur dans son cœur éclose,
  Landerirette !
   C'est la gaîté.
Quand un bon souper la réveille,
Elle fait sortir la chanson
  De la bouteille.
Parfois il penche sur l'oreille,
Le bonnet de Mimi Pinson.

Elle a les yeux et la main prestes.
Les carabins, matin et soir,
Usent les manches de leurs vestes,
  Landerirette !
   A son comptoir,
Quoique sans maltraiter personne
Mimi leur fait mieux la leçon
  Qu'à la Sorbonne.
Il ne faut pas qu'on la chiffonne
La robe de Mimi Pinson.

Mimi Pinson peut rester fille ;
Si Dieu le veut, c'est dans son droit.
Elle aura toujours son aiguille,
  Landerirette !
   Au bout du doigt.
Pour entreprendre sa conquête,
Ce n'est pas tout qu'un beau garçon.
  Faut être honnête.
Car il n'est pas loin de sa tête,
Le bonnet de Mimi Pinson.

D'un gros bouquet de fleurs d'orange
Si l'amour veut la couronner,
Elle a quelque chose en échange,
   Landerirette!
   A lui donner.
Ce n'est pas, on se l'imagine,
Un manteau sur un écusson
   Fourré d'hermine ;
C'est l'étui d'une perle fine,
La robe de Mimi Pinson.

Mimi n'a pas l'âme vulgaire,
Mais son cœur est républicain.
Aux trois jours elle a fait la guerre,
   Landerirette!
   En casaquin.
A défaut d'une hallebarde,
On l a vue avec son poinçon
   Monter la garde.
Heureux qui mettra sa cocarde
Au bonnet de Mimi Pinson!

Les couteaux et les pipes, voire même les chaises, avaient fait leur tapage, comme de raison, à la fin de chaque couplet. Les verres dansaient sur la table, et les bouteilles, à moitié pleines, se balançaient joyeusement en se donnant de petits coups d'épaule.

— Et ce sont vos bonnes amies, dit Marcel, qui vous ont fait cette chanson-là? il y a un teinturier, c'est trop musqué. Parlez-moi de ces bons airs où on dit les choses!

Et il entonna d'une voix forte :

Nanette n'avait pas encor quinze ans...

— Assez, assez, dit mademoiselle Pinson; dansons plutôt, faisons un tour de valse. Y a-t-il ici un musicien quelconque?

— J'ai ce qu'il vous faut, répondit Marcel, j'ai une guitare; mais, continua-t-il en décrochant l'instrument, ma guitare n'a pas ce qu'il lui faut; elle est chauve de trois de ses cordes.

— Mais voilà un piano, dit Zélia; Marcel va nous faire danser.

Marcel lança à sa maîtresse un regard aussi furieux que si elle l'eût accusé d'un crime. Il était vrai qu'il en savait assez pour jouer une contredanse; mais c'était pour lui, comme pour bien d'autres, une espèce de torture à laquelle il se soumettait peu volontiers. Zélia, en le trahissant, se vengeait du bouchon.

— Êtes-vous folle? dit Marcel; vous savez bien que ce piano n'est là que pour la gloire, et qu'il n'y a que vous qui l'écorchiez, Dieu le sait. Où avez-vous pris que je sache faire danser? Je ne sais que *la Marseillaise*, que je joue d'un seul doigt. Si vous vous adressiez à Eugène, à la bonne heure; voilà un garçon qui s'y entend! Mais je ne veux pas l'ennuyer à ce point, je m'en garderai bien. Il n'y a que vous ici d'assez indiscrète pour faire des choses pareilles sans crier gare.

Pour la troisième fois, Eugène rougit, et s'apprêta à faire ce qu'on lui demandait d'une façon si poli-

tique et si détournée. Il se mit donc au piano, et
un quadrille s'organisa.

Ce fut presque aussi long que le souper. Après la
contredanse vint une valse ; après la valse, le galop, car on galope encore au quartier Latin. Ces
dames surtout étaient infatigables, et faisaient des
gambades et des éclats de rire à réveiller tout le
voisinage. Bientôt Eugène, doublement fatigué par
le bruit et par la veillée, tomba, tout en jouant ma-
chinalement, dans une sorte de demi-sommeil,
comme les postillons qui dorment à cheval. Les
danseuses passaient et repassaient devant lui comme
des fantômes dans un rêve ; et, comme rien n'est
plus aisément triste qu'un homme qui regarde rire
les autres, la mélancolie, à laquelle il était sujet,
ne tarda pas à s'emparer de lui : — Triste joie,
pensait-il, misérables plaisirs ! instant qu'on croit
volés au malheur ! Et qui sait laquelle de ces cinq
personnes qui sautent si gaiement devant moi est
sûre, comme disait Marcel, d'avoir de quoi dîner
demain ?

Comme il faisait cette réflexion, mademoiselle
Pinson passa près de lui ; il crut la voir, tout en
galopant, prendre à la dérobée un morceau de galette resté sur la table, et le mettre discrètement
dans sa poche.

V

Le jour commençait à paraître quand la compagnie se sépara. Eugène, avant de rentrer chez lui, marcha quelque temps dans les rues pour respirer l'air frais du matin. Suivant toujours ses tristes pensées, il se répétait tout bas, malgré lui, la chanson de la grisette :

> Elle n'a qu'une robe au monde
> Et qu'un bonnet.

— Est-ce possible? se demandait-il. La misère peut-elle être poussée à ce point, se montrer si franchement, et se railler d'elle-même? Peut-on rire de ce qu'on manque de pain?

Le morceau de galette emporté n'était pas un indice douteux. Eugène ne pouvait s'empêcher d'en sourire, et en même temps d'être ému de pitié. — Cependant, pensait-il encore, elle a pris de la galette et non du pain; il se peut que ce soit par gourmandise. Qui sait? c'est peut-être l'enfant d'une voisine à qui elle veut rapporter un gâteau; peut-être une portière bavarde, qui raconterait qu'elle a passé la nuit dehors, un Cerbère qu'il faut apaiser.

Ne regardant pas où il allait, Eugène s'était engagé par hasard dans ce dédale de petites rues qui sont

derrière le carrefour Bucy, et dans lesquelles une
voiture passe à peine. Au moment où il allait revenir
sur ses pas, une femme, enveloppée dans un mauvais peignoir, la tête nue, les cheveux en désordre,
pâle et défaite, sortit d'une vieille maison. Elle semblait tellement faible, qu'elle pouvait à peine marcher; ses genoux fléchissaient; elle s'appuyait sur les
murailles, et paraissait vouloir se diriger vers une
porte voisine, où se trouvait une boîte aux lettres,
pour y jeter un billet qu'elle tenait à la main. Surpris et effrayé, Eugène s'approcha d'elle, et lui
demanda où elle allait, ce qu'elle cherchait, et s'il
pouvait l'aider. En même temps il étendit le bras
pour la soutenir, car elle était près de tomber sur la
borne. Mais, sans lui répondre, elle recula avec une
sorte de crainte et de fierté. Elle posa son billet sur
une borne, montra du doigt la boîte, et paraissant
rassembler toutes ses forces : — Là! dit-elle seulement; puis, continuant à se traîner aux murs, elle
regagna sa maison. Eugène essaya en vain de l'obliger à prendre son bras et de renouveler ses questions. Elle rentra lentement dans l'allée sombre et
étroite dont elle était sortie.

Eugène avait ramassé la lettre; il fit d'abord quelques pas pour la mettre à la poste, mais il s'arrêta
bientôt. Cette étrange rencontre l'avait si fort troublé,
et il se sentait frappé d'une sorte d'horreur mêlée
d'une compassion si vive, que, avant de prendre le
temps de la réflexion, il rompit le cachet presque in-
voontairement. Il lui semblait odieux et impossible

de ne pas chercher, n'importe par quel moyen, à pénétrer un tel mystère. Évidemment cette femme
était mourante; était-ce de maladie ou de faim? Ce
devait être, en tous cas, de misère. Eugène ouvrit la
lettre; elle portait sur l'adresse : « A monsieur
le baron de***, » et renfermait ce qui suit :

« Lisez cette lettre, monsieur, et, par pitié, ne
rejetez pas ma prière. Vous pouvez me sauver, et
vous seul. Croyez ce que je vous dis, sauvez-moi,
et vous aurez fait une bonne action, qui vous por-
tera bonheur. Je viens de faire une cruelle maladie, qui m'a ôté le peu de force et de courage que
j'avais. Le mois d'août, je rentre en magasin; mes
effets sont retenus dans mon dernier logement, et
j'ai presque la certitude qu'avant samedi je me trouverai tout à fait sans asile. J'ai si peur de mourir
de faim, que ce matin j'avais pris la résolution de
me jeter à l'eau, car je n'ai rien pris encore depuis
près de vingt-quatre heures. Lorsque je me suis
souvenue de vous, un peu d'espoir m'est venu au
cœur. N'est-ce pas que je ne me suis pas trompée?
Monsieur, je vous en supplie à genoux, si peu que
vous ferez pour moi me laissera respirer encore
quelques jours. Moi, j'ai peur de mourir, et puis je
n'ai que vingt-trois ans! Je viendrai peut-être à
bout, avec un peu d'aide, d'atteindre le premier du
mois. Si je savais des mots pour exciter votre pitié,
je vous les dirais, mais rien ne me vient à l'idée.
Je ne puis que pleurer de mon impuissance, car, je

le crains bien, vous ferez de ma lettre comme on fait quand on en reçoit trop souvent de pareilles; vous la déchirerez sans penser qu'une pauvre femme est là, qui attend les heures et les minutes avec l'espoir que vous aurez pensé qu'il serait par trop cruel de la laisser ainsi dans l'incertitude. Ce n'est pas l'idée de donner un louis, qui est si peu de chose pour vous, qui vous retiendra, j'en suis persuadée; aussi il me semble que rien ne vous est plus facile que de plier votre aumône dans un papier, et de mettre sur l'adresse: « A mademoiselle Bertin, rue de l'éperon. » J'ai changé de nom depuis que je travaille dans les magasins, car le mien est celui de ma mère. En sortant de chez vous, donnez cela à un commissionnaire. J'attendrai mercredi et jeudi, et je prierai avec ferveur pour que Dieu vous rende humain.

« Il me vient à l'idée que vous ne croyez pas à tant de misère; mais si vous me voyiez, vous seriez convaincu. »

« Rougette. »

Si Eugène avait d'abord été touché en lisant ces lignes, son étonnement redoubla, on le pense bien, lorsqu'il vit la signature. Ainsi c'était cette même fille qui avait follement dépensé son argent en parties de plaisir, et imaginé ce souper ridicule raconté par mademoiselle Pinson, c'était elle que le malheur réduisait à cette souffrance et à une semblable prière! Tant

d'imprévoyance et de folie semblait à Eugène un rêve
incroyable. Mais point de doute, la signature était
là ; et mademoiselle Pinson, dans le courant de la
soirée, avait également prononcé le nom de guerre
de son amie Rougette, devenue mademoiselle
Bertin. Comment se trouvait-elle tout à coup aban-
donnée, sans secours, sans pain, presque sans asile?
Que faisaient ses amies de la veille, pendant qu'elle
expirait peut-être dans quelque grenier de cette
maison? Et qu'était-ce que cette maison même où
l'on pouvait mourir ainsi?

Ce n'était pas le moment de faire des conjectures;
le plus pressé était de venir au secours de la faim.

Eugène commença par entrer dans la boutique
d'un restaurateur qui venait de s'ouvrir, et par
acheter ce qu'il y put trouver. Cela fait, il s'achemina, suivi du garçon, vers le logis de Rougette;
mais il éprouvait de l'embarras à se présenter
brusquement ainsi. L'air de fierté qu'il avait trouvé
à cette pauvre fille lui faisait craindre, sinon un
refus, du moins un mouvement de vanité blessée ;
comment lui avouer qu'il avait lu sa lettre?

Lorsqu'il fut arrivé devant la porte :

— Connaissez-vous, dit-il au garçon, une jeune
personne qui demeure dans cette maison, et qui
s'appelle mademoiselle Bertin.

— Oh que oui, monsieur ! répondit le garçon.
C'est nous qui portons habituellement chez elle.
Mais si monsieur y va, ce n'est pas le jour. Actuel-
lement elle est à la campagne.

25.

— Qui vous l'a dit? demanda Eugène.

— Pardi, monsieur! c'est la portière. Mademoiselle Rougette aime à bien dîner, mais elle n'aime pas beaucoup à payer. Elle a plus tôt fait de commander des poulets rôtis et des homards que rien du tout; mais, pour voir son argent, ce n'est pas une fois qu'il faut y retourner! Aussi nous savons, dans le quartier, quand elle y est ou quand elle n'y est pas...

— Elle est revenue, reprit Eugène. Montez chez elle, laissez-lui ce que vous portez, et si elle vous doit quelque chose, ne lui demandez rien aujourd'hui. Cela me regarde, et je reviendrai. Si elle veut savoir qui lui envoie ceci, vous lui répondrez que c'est le baron de***.

Sur ces mots, Eugène s'éloigna. Chemin faisant, il rajusta comme il put le cachet de la lettre, et la mit à la poste. — Après tout, pensa-t-il, Rougette ne refusera pas, et si elle trouve que la réponse à son billet a été un peu prompte, elle s'en expliquera avec son baron.

VI

Les étudiants, non plus que les grisettes, ne sont pas riches tous les jours. Eugène comprenait très bien que, pour donner un air de vraisemblance à la petite fable que le garçon devait faire, il eût fallu joindre à son envoi le louis que demandait Rougette; mais là était la difficulté. Les louis ne sont pas précisément la monnaie courante de la rue Saint-Jacques. D'une autre part, Eugène venait de s'engager à payer le restaurateur, et, par malheur, son tiroir, en ce moment, n'était guère mieux garni que sa poche. C'est pourquoi il prit sans différer le chemin de la place du Panthéon.

En ce temps-là demeurait encore sur cette place ce fameux barbier qui a fait banqueroute, et s'est ruiné en ruinant les autres. Là, dans l'arrière-boutique, où se faisait en secret la grande et la petite usure, venait tous les jours l'étudiant pauvre et sans-souci, amoureux peut-être, emprunter à énorme intérêt quelques pièces dépensées gaîment le soir, et chèrement payées le lendemain. Là entrait furtivement la grisette, la tête basse, le regard honteux, venant louer pour une partie de campagne un chapeau fané, un châle reteint, une chemise achetée au mont-de-piété. Là, des jeunes gens de bonne maison, ayant besoin de vingt-cinq louis, souscrivaient pour deux ou trois mille francs de lettres de change. Des mineurs mangeaient leur bien en herbe; des étourdis ruinaient leur famille, et souvent perdaient leur avenir. Depuis la courtisane titrée, à qui un bracelet tourne la tête, jusqu'au cuistre nécessiteux qui convoite un bouquin ou un plat de lentilles, tout venait là comme aux sources du Pactole, et l'usurier

barbier fier de sa clientèle et de ses exploits jusqu'à
s'en vanter, entretenait la prison de Clichy en attendant qu'il y allât lui-même.

Telle était la triste ressource à laquelle Eugène,
bien qu'avec répugnance, allait avoir recours pour
obliger Rougette, ou pour être du moins en mesure
de le faire ; car il ne lui semblait pas prouvé que la
demande adressée au baron produisît l'effet dési-
rable. C'était de la part d'un étudiant beaucoup de
charité, à vrai dire, que de s'engager ainsi pour une
inconnue ; mais Eugène croyait en Dieu : toute bonne
action lui semblait nécessaire.

Le premier visage qu'il aperçut, en entrant chez
le barbier, fut celui de son ami Marcel, assis devant
une toilette, une serviette au cou, et feignant de se
faire coiffer. Le pauvre garçon venait peut-être chercher de quoi payer son souper de la veille ; il semblait fort préoccupé, et fronçait les sourcils d'un air
peu satisfait, tandis que le coiffeur, feignant de son
côté de lui passer dans les cheveux un fer parfaitement froid, lui parlait à demi-voix dans son accent
gascon. Devant une autre toilette, dans un petit cabinet, se tenait assis également affublé d'une serviette, un étranger fort inquiet, regardant sans cesse
de côté et d'autre, et, par la porte entr'ouverte de
l'arrière-boutique, on apercevait, dans une vieille
psyché, la silhouette passablement maigre d'une
jeune fille, qui, aidée de la femme du coiffeur essayait une robe à carreaux écossais.

— Que viens-tu faire ici à cette heure ? s'écria

Marcel, dont la figure reprit l'expression de sa
bonne humeur habituelle, dès qu'il reconnut son
ami.

Eugène s'assit près de la toilette, et expliqua en
peu de mots la rencontre qu'il avait faite, et le dessein qui l'amenait.

— Ma foi, dit Marcel, tu es bien candide. De quoi
te mêles-tu, puisqu'il y a un baron? Tu as vu une
jeune fille intéressante qui éprouvait le besoin de
prendre quelque nourriture; tu lui as payé un poulet froid, c'est digne de toi; il n'y a rien à dire. Tu
n'exiges d'elle aucune reconnaissance, l'incognito
te plaît; c'est héroïque. Mais aller plus loin, c'est
de la chevalerie. Engager sa montre ou sa signature pour une lingère que protége un baron, et
que l'on n'a pas l'honneur de fréquenter, cela ne
s'est pratiqué, de mémoire humaine, que dans la
Bibliothèque bleue.

— Ris de moi si tu veux, répondit Eugène. Je
sais qu'il y a dans ce monde beaucoup plus de malheureux que je n'en puis soulager. Ceux que je ne
connais pas, je les plains; mais si j'en vois un, il
faut que je l'aide. Il m'est impossible, quoi que je
fasse, de rester indifférent devant la souffrance.
Ma charité ne va pas jusqu'à chercher les pauvres,
je ne suis pas assez riche pour cela; mais quand je
les trouve, je fais l'aumône.

— En ce cas, reprit Marcel, tu as fort à faire; il
n'en manque pas dans ce pays-ci.

— Qu'importe! dit Eugène encore ému du spec-

tacle dont il venait d'être témoin; vaut-il mieux
laisser mourir les gens et passer son chemin? Cette
malheureuse est une étourdie, une folle, tout ce
que tu voudras; elle ne mérite peut-être pas la
compassion qu'elle fait naître; mais cette compassion, je la sens. Vaut-il mieux agir comme ses bonnes amies, qui déjà ne semblent pas plus se sou-
cier d'elle que si elle n'était plus au monde, et qui
l'aidaient hier à se ruiner? A qui peut-elle avoir
recours? à un étranger qui allumera un cigare avec
sa lettre, ou à mademoiselle Pinson, je suppose, qui
soupe en ville et danse de tout son cœur, pendant
que sa compagne meurt de faim? Je t'avoue, mon
cher Marcel, que tout cela, bien sincèrement me
fait horreur. Cette petite évaporée d'hier soir, avec
sa chanson et ses quolibets, riant et babillant chez
toi, au moment même où l'autre, l'héroïne de son
conte, expire dans un grenier, me soulève le cœur.
Vivre ainsi en amies, presque en sœurs, pendant des
jours et des semaines, courir les théâtres, les bals,
les cafés, et ne pas savoir le lendemain si l'une est
morte et l'autre en vie, c'est pis que l'indifférence
des égoïstes, c'est l'insensibilité de la brute. Ta
mademoiselle Pinson est un monstre, et tes grisettes que tu vantes, ces mœurs sans vergogne, ces
amitiés sans âme, je ne sais rien de si méprisable!

Le barbier, qui, pendant ces discours, avait écouté
en silence, et continué de promener son fer froid
sur la tête de Marcel, sourit d'un air malin lorsque
Eugène se tut. Tour à tour bavard comme une pie

ou plutôt comme un perruquier qu'il était, lorsqu'il
s'agissait de méchants propos, taciturne et laconique comme un Spartiate, dès que les affaires étaient
en jeu, il avait adopté la prudente habitude de laisser toujours d'abord parler ses pratiques, avant de
mêler son mot à la conversation. L'indignation
qu'exprimait Eugène en termes si violents lui fit
toutefois rompre le silence.

— Vous êtes sévère, monsieur, dit-il en riant et
en gasconnant. J'ai l'honneur de coiffer mademoiselle Mimi, et je crois que c'est une fort excellente
personne.

— Oui, dit Eugène, excellente en effet, s'il est
question de boire et de fumer.

— Possible, reprit le barbier, je ne dis pas non.
Les jeunes personnes, ça rit, ça chante, ça fume;
mais il y en a qui ont du cœur.

— Où voulez-vous en venir, père Cadédis? demanda Marcel. Pas tant de diplomatie; expliquez-
vous tout net.

— Je veux dire, répliqua le barbier en montrant
l'arrière-boutique, qu'il y a là, pendue à un clou,
une petite robe de soie noire que ces messieurs connaissent sans doute, s'ils connaissent la propriétaire,
car elle ne possède pas une garde-robe très com-
pliquée. Mademoiselle Mimi m'a envoyée cette robe
ce matin au petit jour; et je présume que, si elle
n'est pas venue au secours de la petite Rougette,
c'est qu'elle-même ne roule pas sur l'or.

— Voilà qui est curieux, dit Marcel, se levant et

entrant dans l'arrière-boutique, sans égard pour la
pauvre femme aux carreaux écossais. La chanson
de Mimi en a donc menti, puisqu'elle met sa robe
en gage ? Mais avec quoi diable fera-t-elle ses visites à présent ? Elle ne va donc pas dans le monde
aujourd'hui ?

Eugène avait suivi son ami.

Le barbier ne les trompait pas : dans un coin poudreux, au milieu d'autres hardes de toute espèce,
était humblement et tristement suspendue l'unique
robe de mademoiselle Pinson.

— C'est bien cela, dit Marcel ; je reconnais ce vêtement pour l'avoir vu tout neuf il y a dix-huit mois.
C'est la robe de chambre, l'amazone et l'uniforme
de parade de mademoiselle Mimi. Il doit y avoir à
la manche gauche une petite tache grosse comme
une pièce de cinq sous, causée par le vin de Champagne. Et combien avez-vous prêté là-dessus, père
Cadédis ? car je suppose que cette robe n'est pas
vendue, et qu'elle ne se trouve dans ce boudoir
qu'en qualité de nantissement.

— J'ai prêté quatre francs, répondit le barbier ;
et je vous assure, monsieur, que c'est pure charité.
A toute autre je n'aurais pas avancé plus de qua-
rante sous ; car la pièce est diablement mûre, on y
voit à travers, c'est une lanterne magique. Mais je
sais que mademoiselle Mimi me payera ; elle est
bonne pour quatre francs.

— Pauvre Mimi ! reprit Marcel. Je gagerais tout
de suite mon bonnet, qu'elle n'a emprunté cette

petite somme que pour l'envoyer à Rougette.

— Ou pour payer quelque dette criarde, dit Eugène.

— Non, dit Marcel, je connais Mimi; je la crois incapable de se dépouiller pour un créancier.

— Possible encore, dit le barbier. J'ai connu mademoiselle Mimi dans une position meilleure que celle où elle se trouve actuellement; elle avait alors un grand nombre de dettes. On se présentait journellement chez elle pour saisir ce qu'elle possédait et on avait fini, en effet, par lui prendre tous ses meubles, excepté son lit, car ces messieurs savent sans doute qu'on ne prend pas le lit d'un débiteur. Or, mademoiselle Mimi avait dans ce temps-là quatre robes fort convenables. Elle les mettait toutes les quatre l'une sur l'autre, et elle couchait avec pour qu'on ne les saisît pas; c'est pourquoi je serais surpris si, n'ayant plus qu'une seule robe aujourd'hui, elle l'engageait pour payer quelqu'un.

— Pauvre Mimi! répéta Marcel. Mais, en vérité, comment s'arrange-t-elle? Elle a donc trompé ses amis? elle possède donc un vêtement inconnu? Peut-être se trouve-t-elle malade d'avoir trop mangé de galette, et, en effet, si elle est au lit, elle n'a que faire de s'habiller. N'importe, père Cadédis, cette robe me fait peine, avec ses manches pendantes qui ont l'air de demander grâce; tenez, retranchez-moi quatre francs sur les trente-cinq livres que vous venez de m'avancer, et mettez-moi cette robe dans une serviette, que je la rapporte à cette enfant. Eh

26

bien, Eugène, continua-t-il, que dit à cela ta charité chrétienne ?

— Que tu as raison, répondit Eugène, de parler et
d'agir comme tu fais, mais que je n'ai peut-être pas
tort; j'en fais le pari, si tu veux.

— Soit, dit Marcel, parions un cigare, comme les
membres du Jockey-Club. Aussi bien, tu n'as plus
que faire ici. J'ai trente et un francs, nous sommes
riches. Allons de ce pas chez mademoiselle Pinson;
je suis curieux de la voir.

Il mit la robe sous son bras, et tous deux sortirent
de la boutique.

VII

— Mademoiselle est allée à la messe, répondit
la portière aux deux étudiants, lorsqu'ils furent
arrivés chez mademoiselle Pinson.

— A la messe! dit Eugène surpris.

— A la messe! répéta Marcel. C'est impossible,
elle n'est pas sortie. Laissez-nous entrer ; nous sommes de vieux amis.

— Je vous assure, monsieur, répondit la portière
qu'elle est sortie pour aller à la messe, il y a environ
trois quarts d'heure.

— Et à quelle église est-elle allée ?

— A Saint-Sulpice, comme de coutume ; elle n'y manque pas un matin.

— Oui, oui, je sais qu'elle prie le bon Dieu ; mais cela me semble bizarre qu'elle soit dehors aujourd'hui.

— La voici qui rentre, monsieur ; elle tourne la rue ; vous la voyez vous-même.

Mademoiselle Pinson, sortant de l'église, revenait chez elle, en effet. Marcel ne l'eut pas plus tôt aperçue, qu'il courut à elle, impatient de voir de près sa toilette. Elle avait, en guise de robe, un jupon d'indienne foncée, à demi caché sous un rideau de serge verte dont elle s'était fait, tant bien que mal, un châle. De cet accoutrement singulier, mais qui, du reste, n'attirait pas les regards, à cause de sa couleur sombre, sortaient sa tête gracieuse coiffée de son bonnet blanc, et ses petits pieds chaussés de brodequins. Elle s'était enveloppée dans son rideau avec tant d'art et de précaution, qu'il ressemblait vraiment à un vieux châle, et qu'on ne voyait presque pas la bordure. En un mot, elle trouvait moyen de plaire encore dans cette friperie, et de prouver, une fois de plus sur terre, qu'une jolie femme est toujours jolie.

— Comment me trouvez-vous ? dit-elle aux deux jeunes gens en écartant un peu son rideau, et en laissant voir sa fine taille serrée dans son corset. C'est un déshabillé du matin que Palmire vient de m'apporter.

—Vous êtes charmante, dit Marcel. Ma foi, je n'aurais jamais cru qu'on pût avoir si bonne mine avec le châle d'une fenêtre.

— En vérité? reprit mademoiselle Pinson; j'ai pourtant l'air un peu paquet.

— Paquet de roses, répondit Marcel. J'ai presque regret maintenant de vous avoir rapporté votre robe.

— Ma robe? Où l'avez-vous trouvée?

— Où elle était, apparemment.

— Et vous l'avez tirée de l'esclavage?

— Eh! mon Dieu, oui, j'ai payé sa rançon. M'en voulez-vous de cette audace ?

— Non pas! à charge de revanche. Je suis bien aise de revoir ma robe; car, à vous dire vrai, voilà déjà longtemps que nous vivons toutes les deux ensemble, et je m'y suis attachée insensiblement.

En parlant ainsi, mademoiselle Pinson montait lestement les cinq étages qui conduisaient à sa chambrette, où les deux amis entrèrent avec elle.

— Je ne puis pourtant, reprit Marcel, vous rendre cette robe qu'à une condition.

— Fi donc! dit la grisette. Quelque sottise! Des conditions? je n'en veux pas.

— J'ai fait un pari, dit Marcel; il faut que vous nous disiez franchement pourquoi cette robe était en gage.

— Laissez-moi donc d'abord la remettre, répondit mademoiselle Pinson; je vous dirai ensuite mon pourquoi. Mais je vous préviens que, si vous ne

voulez pas faire antichambre dans mon armoire ou
sur la gouttière, il faut, pendant que je vais m'habiller, que vous vous voiliez la face comme Aga-
memnon.

— Qu'à cela ne tienne, dit Marcel; nous sommes
plus honnêtes qu'on ne pense, et je ne hasarderai
pas même un œil.

—Attendez, reprit mademoiselle Pinson ; je suis
pleine de confiance, mais la sagesse des nations
nous dit que deux précautions valent mieux qu'une.

En même temps elle se débarrassa de son rideau,
et l'étendit délicatement sur la tête des deux amis,
de manière à les rendre complétement aveugles.

— Ne bougez pas, leur dit-elle ; c'est l'affaire d'un
instant.

— Prenez garde à vous, dit Marcel. S'il y a un trou
au rideau, je ne réponds de rien. Vous ne voulez pas
vous contenter de notre parole, par conséquent elle
est dégagée.

— Heureusement ma robe l'est aussi, dit mademoiselle Pinson ; et ma taille aussi, ajouta-t-elle en
riant et en jetant le rideau par terre. Pauvre petite
robe ! il me semble qu'elle est toute neuve. J'ai un
plaisir à me sentir dedans !

— Et votre secret ? nous le direz-vous maintenant ? Voyons, soyez sincère, nous ne sommes pas
bavards. Pourquoi et comment une jeune personne
comme vous, sage, rangée, vertueuse et modeste,
a-t-elle pu accrocher ainsi, d'un seul coup, toute
sa garde-robe à un clou ?

26.

— Pourquoi ?... pourquoi ?... répondit mademoiselle Pinson, paraissant hésiter ; puis elle prit les
deux jeunes gens chacun par un bras, et leur dit en
les poussant vers la porte : Venez avec moi, vous
verrez.

Comme Marcel s'y attendait, elle les conduisit rue
de l'Éperon.

VIII

Marcel avait gagné son pari. Les quatre francs et le
morceau de galette de mademoiselle Pinson étaient
sur la table de Rougette, avec les débris du poulet
d'Eugène.

La pauvre malade allait un peu mieux, mais elle
gardait encore le lit ; et, quelle que fût sa reconnaissance envers son bienfaiteur inconnu, elle fit dire à
ces messieurs, par son amie, qu'elle les priait de
l'excuser, et qu'elle n'était pas en état de les recevoir.

— Que je la reconnais bien là ! dit Marcel ; elle
mourrait sur la paille dans sa mansarde, qu'elle ferait encore la duchesse vis-à-vis de son pot à l'eau.

Les deux amis, bien qu'à regret, furent donc obli-
gés de s'en retourner chez eux comme ils étaient venus, non sans rire entre eux de cette fierté et de cette

discrétion si étrangement nichées dans une mansarde.

Après avoir été à l'École de médecine suivre les leçons du jour, ils dînèrent ensemble, et, le soir venu, ils firent un tour de promenade au boulevard Italien. Là, tout en fumant le cigare qu'il avait gagné le matin :

— Avec tout cela, disait Marcel, n'es-tu pas forcé de convenir que j'ai raison d'aimer, au fond, et même d'estimer ces pauvres créatures? Considérons sainement les choses sous un point de vue philosophique. Cette petite Mimi, que tu as tant calomniée, ne fait-elle pas, en se dépouillant de sa robe, une œuvre plus louable, plus méritoire, j'ose même dire plus chrétienne, que le bon roi Robert en laissant un pauvre couper la frange de son manteau? Le bon roi Robert, d'une part, avait évidemment quantité de manteaux; d'un autre côté, il était à table, dit l'histoire, lorsqu'un mendiant s'approcha de lui, en se traînant à quatre pattes, et coupa avec des ciseaux la frange d'or de l'habit de son roi. Madame la reine trouva la chose mauvaise, et le digne monarque, il est vrai, pardonna généreusement au coupeur de franges; mais peut-être avait-il bien dîné. Vois quelle distance entre lui et Mimi ! Mimi, quand elle a appris l'infortune de Rougette, assurément était à jeun. Sois convaincu que le morceau de galette qu'elle avait emporté de chez moi était destiné par avance à composer son propre repas. Or, que fait-elle? Au lieu de déjeuner,

elle va à la messe, et en ceci elle se montre encore
au moins l'égale du roi Robert, qui était fort pieux,
j'en conviens, mais qui perdait son temps à chanter
au lutrin, pendant que les Normands faisaient le
diable à quatre. Le roi Robert abandonne sa frange,
et, en somme, le manteau lui reste. Mimi envoie
sa robe tout entière au père Cadédis, action incomparable en ce que Mimi est femme, jeune,
jolie, coquette et pauvre; et note bien que cette
robe lui est nécessaire pour qu'elle puisse aller,
comme de coutume, à son magasin, gagner le pain
de sa journée. Non-seulement donc elle se prive
du morceau de galette qu'elle allait avaler, mais
elle se met volontairement dans le cas de ne pas
dîner. Observons en outre que le père Cadédis
est fort éloigné d'être un mendiant, et de se traîner
à quatre pattes sous la table. Le roi Robert, renon-
çant à sa frange, ne fait pas un grand sacrifice,
puisqu'il la trouve toute coupée d'avance, et c'est
à savoir si cette frange était coupée de travers ou
non, et en état d'être recousue; tandis que Mimi,
de son propre mouvement, bien loin d'attendre
qu'on lui vole sa robe, arrache elle-même de dessus
son pauvre corps ce vêtement, plus précieux, plus
utile que le clinquant de tous les passementiers de
Paris. Elle sort vêtue d'un rideau; mais sois sûr
qu'elle n'irait pas ainsi dans un autre lieu que
l'église. Elle se ferait plutôt couper un bras que de
se laisser voir ainsi fagotée au Luxembourg ou aux
Tuileries; mais elle ose se montrer à Dieu, parce

qu'il est l'heure où elle prie tous les jours. Crois-moi,
Eugène, dans ce seul fait de traverser avec son rideau la place Saint-Michel, la rue de Tournon et la
rue du Petit-Lion, où elle connaît tout le monde,
il y a plus de courage, d'humilité et de religion véritable, que dans toutes les hymnes du bon roi
Robert dont tout le monde parle pourtant, depuis
le grand Bossuet jusqu'au plat Arquetil, tandis que
Mimi mourra inconnue dans son cinquième étage,
entre un pot de fleurs et un ourlet.

— Tant mieux pour elle, dit Eugène.

— Si je voulais maintenant, dit Marcel, continuer
à comparer, je pourrais te faire un parallèle entre
Mucius Scœvola et Rougette. Penses-tu, en effet,
qu'il soit plus difficile à un Romain du temps de
Tarquin de tenir son bras, pendant cinq minutes,
au-dessus d'un réchaud allumé, qu'à une grisette
contemporaine de rester vingt-quatre heures sans
manger? Ni l'un ni l'autre n'ont crié, mais examine
par quels motifs. Mucius est au milieu d'un camp,
en présence d'un roi Étrusque qu'il a voulu assassiner; il a manqué son coup d'une manière pitoyable, il est entre les mains des gendarmes. Qu'ima-
gine-t-il? Une bravade. Pour qu'on l'admire avant
qu'on le pende, il se roussit le poing sur un tison
(car rien ne prouve que le brasier fût bien chaud,
ni que le poing soit tombé en cendres). Là-dessus,
le digne Porsenna, stupéfait de sa fanfaronnade, lui
pardonne et le renvoie chez lui. Il est à parier que
ledit Porsenna, capable d'un tel pardon, avait une

bonne figure, et que Scœvola se doutait que, en sa-
crifiant son bras, il sauvait sa tête. Rougette, au contraire, endure patiemment le plus horrible et le plus
lent des supplices, celui de la faim ; personne ne la
regarde. Elle est seule au fond d'un grenier, et elle
n'a là pour l'admirer ni Porsenna, c'est-à-dire le
baron, ni les Romains, c'est-à-dire les voisins, ni les
Étrusques, c'est-à-dire ses créanciers, ni même le
brasier, car son poêle est éteint. Or, pourquoi souf-
fre-t-elle sans se plaindre? Par vanité d'abord, cela
est certain, mais Mucius est dans le même cas ; par
grandeur d'âme ensuite, et ici est sa gloire ; car si
elle reste muette derrière son verrou, c'est précisément pour que ses amis ne sachent pas qu'elle se
meurt, pour qu'on n'ait pas pitié de son courage,
pour que sa camarade Pinson, qu'elle sait bonne et
toute dévouée, ne soit pas obligée, comme elle l'a
fait, de lui donner sa robe et sa galette. Mucius, à
la place de Rougette, eût fait semblant de mourir en
silence, mais c'eût été dans un carrefour ou à la porte
de Flicoteaux. Son taciturne et sublime orgueil eût
été une manière délicate de demander à l'assistance
un verre de vin et un croûton. Rougette, il est vrai,
a demandé un louis au baron, que je persiste à comparer à Porsenna. Mais ne vois-tu pas que le baron
doit évidemment être redevable à Rougette de quelques obligations personnelles? Cela saute aux yeux
du moins clairvoyant. Comme tu l'as, d'ailleurs,
sagement remarqué, il se peut que le baron soit à
la campagne, et dès lors Rougette est perdue. Et ne

crois pas pouvoir me répondre ici par cette vaine
objection qu'on oppose à toutes les belles actions
des femmes, à savoir qu'elles ne savent ce qu'elles
font, et qu'elles courent au danger comme les chats
sur les goutières. Rougette sait ce qu'est la mort;
elle l'a vue de près au pont d'Iéna, car elle s'est
déjà jetée à l'eau une fois, et je lui ai demandé si
elle avait souffert. Elle m'a dit que non, qu'elle
n'avait rien senti, excepté au moment où on l'avait
repêchée parce que les bateliers la tiraient par les
jambes, et qu'ils lui avaient, à ce qu'elle disait, *râ-
clé* la tête sur le bord du bateau.

— Assez! dit Eugène, fais-moi grâce de tes affreuses plaisanteries. Réponds-moi sérieusement :
crois-tu que de si horribles épreuves, tant de fois ré-
pétées, toujours menaçantes, puissent enfin porter
quelque fruit? Ces pauvres filles, livrées à elles-
mêmes, sans appui, sans conseil, ont-elles assez de
bon sens pour avoir de l'expérience? Y a-t-il un
démon, attaché à elles, qui les voue à tout jamais au
malheur et à la folie, ou, malgré tant d'extrava-
gances, peuvent-elles revenir au bien? En voilà une
qui prie Dieu, dis-tu; elle va à l'église, elle remplit
ses devoirs, elle vit honnêtement de son travail ; ses
compagnes paraissent l'estimer... et vous autres
mauvais sujets, vous ne la traitez pas vous-mêmes
avec votre légèreté habituelle. En voilà une autre
qui passe sans cesse de l'étourderie à la misère, de
la prodigalité aux horreurs de la faim. Certes, elle
doit se rappeler longtemps les leçons cruelles qu'elle

reçoit. Crois-tu que, avec de sages avis, une conduite réglée, un peu d'aide, on puisse faire de telles femmes des êtres raisonnables ? S'il en est ainsi, dis-le-moi ; une occasion s'offre à nous. Allons de ce pas chez la pauvre Rougette ; elle est sans doute encore bien souffrante, et son amie veille à son chevet. Ne me décourage pas, laisse-moi agir. Je veux essayer de les ramener dans la bonne route, de leur parler un langage sincère ; je ne veux leur faire ni sermon ni reproches. Je veux m'approcher de ce lit, leur prendre la main, et leur dire....

En ce moment, les deux amis passaient devant le café Tortoni. La silhouette de deux jeunes femmes, qui prenaient des glaces près d'une fenêtre, se dessinait à la clarté des lustres. L'une d'elles agita son mouchoir, et l'autre partit d'un éclat de rire.

—Parbleu ! dit Marcel, si tu veux leur parler, nous n'avons que faire d'aller si loin, car les voilà, Dieu me pardonne ! Je reconnais Mimi à sa robe, et Rougette à son panache blanc, toujours sur le chemin de la friandise. Il paraît que monsieur le baron a bien fait les choses.

IX

— Et une pareille folie, dit Eugène, ne t'épouvante pas?

— Si fait, dit Marcel; mais, je t'en prie, quand tu diras du mal des grisettes, fais une exception pour la petite Pinson. Elle nous a conté une histoire à souper, elle a engagé sa robe pour quatre francs, elle s'est fait un châle avec un rideau; et qui dit ce qu'il sait, qui donne ce qu'il a, qui fait ce qu'il peut, n'est pas obligé à davantage.

FIN DE MIMI PINSON

TABLE

FIN DE LA TABLE

G. CHARPENTIER ET E. FASQUELLE, ÉDITEURS
11, rue de Grenelle, Paris
Extrait du Catalogue de la BIBLIOTHÈQUE-CHARPENTIER
à 3 fr. 50 le volume

CHEFS-D'ŒUVRE DES CONTEURS FRANÇAIS

PUBLIÉS AVEC DES INTRODUCTIONS, DES NOTES HISTORIQUES ET LITTÉRAIRES ET DES INDEX

PAR CH. LOUANDRE

Chaque volume se vend séparément.

CLASSIQUES FRANÇAIS

ÉDITIONS LOUANDRE

PHILOSOPHIE ET RELIGION

8366. — Imprimeries réunies, rue Mignon, 2, Paris.

www.ingramcontent.com/pod-product-compliance
Lightning Source LLC
Chambersburg PA
CBHW060355200326
41518CB00009B/1153